OHSAMA BUNKO

「声に出す」だけで
モヤモヤがすっきりする本

伊庭和高

三笠書房

はじめに——気持ちは5秒で整理できる

何かとモヤモヤしてしまうことが多い今日この頃。

私は、そんなモヤモヤが少しでも軽くなるよう、「心理コミュニケーション・アドバイザー」として、日々多くの方々のお話を聞いています。

一人ひとり、その原因は異なりますが、「モヤモヤ」といわれるだけあって、本当の原因が何なのか、ご自身でもわかっていないケースは多くあります。

そして、モヤモヤは、「あの人に言われたひと言が」とか、「私に対するあの人の態度が」……などと、さまざまな要因が折り重なって、より大きくふくらんでしまっている場合もあるのです。

モヤモヤを晴らす一番確実な方法は、いうまでもなく、「その原因を取り除くこと」。そして、そのための一番簡単な手段が、**「自分の気持ちを声に出すこと」**。

「あー、言いたいことを我慢《がまん》してしまった」

「自分の気持ちをわかってくれなくて寂しいな」

など、何でもいいので、頭に浮かんだことを声に出してみるのです。

誰かが近くにいるのなら、自分だけに聞こえる小声でも、あるいは口パクでもOK。廊下や給湯室、トイレに出て、ブツブツ言ってみてもいいのです。

わずか5秒の間くらいでも実際に言葉にしてみると、これまでずっと、自分が頭の中だけでぐるぐると悩んでいたことに気づきます。そして、自分がその時に感じたこと、思っていることがわかるのです。

ここまでくれば、ゴールはもうすぐです。

「声に出した」気持ちに対して、**「自分はどうしたいのか」**を考えるだけ。

この本では、私の元に寄せられるモヤモヤの中で、特に多い30の例について、どのように解きほぐし、解決に向かっていったのかの具体的な道のりを明らかにしていきます。決して特定の誰かの相談内容ではなく、よく寄せられるモヤモヤの共通項を、私なりにわかりやすく伝えるために新たに書き起こしています。

よく聞くお話ですが、何か楽しいことをする、おいしいもの食べる……といったことでモヤモヤは一時的に解消できるかもしれません。でも、現実に戻れば、また同じことのくり返しに陥《おちい》ってしまうのではないでしょうか。

そんな、**うわべだけの「解消」ではなく、原因を「解決」すること**が大切です。

私は、モヤモヤは「心の便秘」だと思っています。体の中にどんよりとしたものがたまっている時のあの不快感——それは、心だって同じです。

全部出し切って、スッキリしませんか？

一緒に、モヤモヤを根本から解決していきましょう。

心理コミュニケーション・アドバイザー　伊庭《いば》　和高《かずたか》

もくじ

1章 モヤモヤをみんな黙って抱えている

～それ、「心の便秘」になっていませんか～

2章 その「思ったこと」をそのまま言葉にしてみると……

～抑えていた「ホントの自分の気持ち」とは～

3章

ちょっと「声に出してみる」となんだかスッキリ!

～小さな「ひとり言ブツブツ」のすすめ～

4章 「もう一つ別の自分」にビックリ、感動。

〜人に強い、固まらない、いちいち気にならない〜

5章 二度と「モヤモヤ体質」にならないために

～「これからどうしたい？」と自分に話しかけるだけでいい～

編集協力――西沢泰生

1章

モヤモヤをみんな黙って抱えている

～それ、「心の便秘」になっていませんか～

モヤモヤ
1 定期的に気持ちが沈んでしまいます

「友達と話して前向きになったのに、次の瞬間には気分が落ちてしまう……」
「帰宅すると憂《ゆう》うつな気持ちになる……」
「一時的に元気になっても、気持ちが底に沈むような時期が訪れる……」

年齢や性別に関係なく、こうした相談は私の元へ毎日のように寄せられます。気持ちの沈むタイミングや頻度《ひんど》はさまざまですが、こうなると、どうすればいいのかわからなくなってしまいますよね。
たとえ友達や同僚とご飯を食べたり、ショッピングをしたり、気分転換に旅行に出かけたり、自宅でゆっくりすごしたり、趣味を楽しんだりしても、心にどよんとモヤモヤが横たわっているかのような気持ちになってしまうでしょう。

この状況をたとえるなら、**「心の便秘」**。「便秘」と聞いて、ギョッとした方がいたら、申し訳ありません。でも、一度でも便秘でつらい思いをしたことがある人はわかるのではないでしょうか。常にどんよりとした何かを体の中に抱えているような気がしませんか？

定期的に気持ちが沈むのは、心の中で不安や不満、寂しさなどのネガティブな感情が便秘状態になっているのです。体と一緒で、出したくても出せない「心の便秘」は苦しいものです。

ただ単に気分が落ち込んでいるのではなく、

「まわりの目や評価が気になって、言いたいことを我慢してしまう……」
「相手が自分の気持ちをわかってくれなくて寂しい……」
「後輩ばかり会社で評価されていてイライラする……」

「目標があるのに、理由をつけて行動に移さない自分がイヤになる……」

「相手のためにしてあげたことが、わかってもらえなくて悲しい……」


こうした感情が心の中でまるで便秘のように充満しているのです。

■「たまる前に出す」で明らかな変化が！

体の便秘は、薬を飲むなどの対処で一時的に解消されます。でも、いつもそのような一時的な対処をしていては、やがて慢性化してしまうかもしれません。大切なのは、体質改善をするなど、原因への対処です。

相談に来られる方に、

「それ、『心の便秘』ですよ」

とお伝えすると、

「確かにそうですね！　早く便秘を解消したいです！」

という反応が返ってきます。

具体的にどうすれば、早くイヤな気持ちを外へ出せるのか……。その方法こそ、本書のテーマでもある、**「声に出すこと」**です。声に出すことでモヤモヤを外に出し、おだやかな気持ちで毎日をすごせるようになるのです。

これで解決！

モヤモヤを「そのまま」声に出してみる

ちょっと試してみましょう。何も考えなくて大丈夫。

水道から水を出すようなイメージで、浮かんだ言葉をそのまま声に出してみてください。たとえば、先ほど紹介したような感情が出てきたら、

「まわりの目や評価が気になって、言いたいことを我慢してしまった」

「相手が自分の気持ちをわかってくれなくて寂しいな」

「後輩ばかり会社で評価されていてイライラしているぞ」
「目標があるのに、理由をつけて行動に移さない自分がイヤになっている」
「相手のためにしてあげたことが、わかってもらえなくて悲しいな」

など、ブツブツと自分で声に出す感覚です。声に出すのが難しいと感じたら、まずは口パクから始めてみてください。

「どうしたらいいかわからない」
「あの人のことが、なんかイヤ！」

など、はっきりしない感情やネガティブな感情であっても、そのまま声に出してみてください。

モヤモヤしている時ほど、私たちは声に出さず、頭の中で考え込んでいます。私たち人間の脳はネガティブ思考な時ほど、どんどんその傾向が強くなり、負《ふ》のループに陥ってしまう傾向があります。**モヤモヤを声に出さなければ、モヤモヤがさらに強まる**のです。

ネガティブな感情をため込むと、心が便秘状態になります。どんな気持ちも声に出すことが「排せつ」につながって、心を健康な状態にしてくれるのです。

相談に来られる方に、私が一番覚えて帰っていただきたいことが、「自分の気持ちを声に出すこと」です。本書ではこの後も、声に出すことの大切さについて、形を変えてお伝えしますが、それだけ効果絶大な「モヤモヤを手放す方法」です。

自分で自分の心を整えられるように

「しだいに気持ちが落ち着いた」「モヤモヤを引きずらなくなった」など、声に出すことで変化を実感したという報告は、これまで数多く届いています。「声に出すって、たったそれだけ？」と思われたかもしれませんが、外に出さないことには、「心の便秘」は解消されないのです。

何を隠そう私にも、モヤモヤする瞬間はあります。過去の私は「心の便秘」をくり返し、人間関係に悩むことが多い人間でした。マイナスの感情をため込み、限界を迎えると（ドカ食いなどの）極端なストレス発散の行動を取ることもありました。ですが、今はモヤモヤしたらその場で声に出すことを意識しているので、自分で自分の心を整えることができています。

仕事でもプライベートでも……。友達、同僚、パートナーシップでも……。どんなモヤモヤでも、**まずは声に出すことが、モヤモヤを早く手放すヒケツ**です。

Point

声に出すことが、すべての第一歩！

モヤモヤ 2

まわりにグチや不満をこぼし続けてしまう自分がイヤ

「私の悩みをいつも聞いてくれる友達がいるけれど、時々申し訳ない気持ちになります。似たような話ばかりしてしまうし、話し始めると止まらなくなってグチや不満があふれ出してしまう。『全然いいよ！』って言ってくれるけど、私が逆の立場なら絶対に疲れるだろうし、つき合わせていることに申し訳なさを感じます……」

以前に寄せられた相談なのですが、自分のまわりの誰かにネガティブな気持ちを吐き出したことは、誰しも一度はあると思います。その瞬間はスッキリしますが、吐き出された相手は決していい気はしないでしょう。

自分が話を聞く側になれば、イメージもしやすいと思います。相手が心にたまったモヤモヤを、ひたすら伝えてくるのです。

「この前と同じ話をしている……」

「自分で解決してよ……」

「いつまで話を続けるのか……」

口では「全然大丈夫だよ」と言ったとしても、心の中ではこのように思うかもしれません。

過去の私も、ある友達からカフェでお茶をしながら、仕事のグチを延々《えんえん》と聞かされ続けた経験がありますが、途中から「早く終わらないいかな……」と思っていました。その友達は会うたびに「グチを聞いてほしいオーラ」が全開だったので、私も「忙しいから」「予定があるから」など、何かと理由をつけて会わなくなりました。

たとえ「聞いてもらってスッキリ」したようでも……

とはいえ、グチや不満を周囲に聞いてもらいたい気持ちはわかります。「心の便秘」で苦しくなり、自分一人では抱えきれなくなってしまうこともあるでしょう。

ただし、誰かに話を聞いてもらうことも「声に出す」ことに変わりありませんが、モヤモヤの原因が解決するわけではありません。**スッキリ解消はされても、解決にはつながらない**のです。

たとえば職場の人間関係で悩んでいたとして、ただ誰かに話を聞いてもらっても原因は解決しません。

しだいに話を聞いてもらうことに、申し訳なさも感じてくるでしょう。「また話につき合わせてしまった……」と思ったり、グチや不満をこぼし続ける自分がイヤになってしまうこともあります。

そして自己嫌悪の気持ちが頭の中でぐるぐると駆けめぐり、さらにネガティブになってしまうこともあるのです。

ちなみに相談に来られた方の中には、「よく聞いてくれることに甘えて、モヤモヤを吐き出していたら、相手から遠ざけられてしまった……」というケースもあります。こうなったらつらいですよね。

これで解決！

人に話す前に自分の気持ちを言葉にする

「心の便秘」を解消するには、自分の気持ちを声に出すことがポイントです。ただし間違えてはいけないのが、**いきなり誰かに気持ちを吐き出さないこと。**

ひとり言でかまいません。**まずは自分で自分の気持ちを声に出すこと**が大切なのです。

「声に出しているのにモヤモヤが消えません」という感想を聞くこともありますが、もしかしたら自分で声に出す前に、誰かに吐き出している可能性があります。

「仕事がうまくいかなくてつらいな……」
「威圧的に接してくる上司にイライラする……」
「恋人が私の気持ちをわかってくれない……」

こうした気持ちを、誰かに吐き出す前に自分で声に出してください。

実際に声に出してみると実感するでしょう。しだいに気持ちが落ち着き始めるのです。頭の中に浮かんだことをただ声に出しているだけなのに、不安がやわらいだり、怒りがおさまったり、状況を冷静にとらえられるようになるのです。

いきなり誰かに吐き出すと、伝える中でヒートアップしてしまうことがあります。「あれも聞いてほしい」「これも受け止めてほしい」と、自分の気持ちをぶつけてしまうのです。**ネガティブな感情がどんどん言葉に乗り移り、聞いている相手はたまったものではありません。**

もちろん周囲に一切モヤモヤを話してはいけないとは言いません。**まず自分で声に出すワンクッション**を置いていただきたいのです。自分で声に出した上で、それでも誰かに伝えたいと思った時は伝えればいいのです。自分で事前に声に出しているので、必要以上にネガティブな気持ちを相手にぶつけることもなく、それならその人との関係も悪化しないでしょう。

あるいは自分で声に出すうちに解決策に気づき、スッキリすることもあるでしょう。この場合は相手をモヤモヤに巻き込むことがないので、自己嫌悪にも陥りません。

まずは「口パク」からでもOK

まず自分に対して声に出すことをやってみようと思っても、「人目が気になり、声に出せないかも……」という方もいるでしょう。何も周囲に聞こえるような大きさの声にする必要はありません。**自分が聞こえる程度に、ボソボソとつぶやけば大丈夫**です。それでも人目が気になる場合は、給湯室やトイレなどに行って口に出してみる、もしくは、「音になるかならないか」くらいの本当に小さな声でもかまいません。声に出す感覚で口だけ動かすことから始めてみるのもOKです。

移動中やランチの時間など、声に出す機会は意識すればいつでも作り出せます。頭の中に浮かんだ言葉を実況するイメージで、ブツブツと声に出してみてください。

「最初はドキドキしましたが、いざ声に出し始めると、まわりに不審に思われることもなく、想像以上に人は他人のことを気にしてないんだなと実感できました！声に出すことで友達へグチをこぼすこともなくなり、自然といい関係でいられるようになりました」

こうした感想はよく私の元にも寄せられます。自分で自分の気持ちを声に出すことを、ぜひ意識してみてください。

Point

自分がイヤにならないために「ワンクッション」

モヤモヤ

3 理由もわからずモヤモヤしてしまいます……

「声に出す」ことでモヤモヤの背景がわかったり、気持ちが整理されると、ここまでお話ししてきました。その一方で、声に出し始めると壁に直面してしまう時もあります。

「何にモヤモヤしているのかわからない」
「漠然《ばくぜん》と、何となくモヤモヤしています……」
「仕事にモヤモヤしているのはわかるけれど、具体的に何かがわからない」

何にモヤモヤしているのかがわからないと、どう言葉にしたらいいかがわからず、その時点で声に出そうとするのを止めてしまうかもしれません。

モヤモヤの正体がわからないのは気持ち悪いですね。たとえるなら、体調が悪いものの、原因がわからない状態です。病院へ行ったのに、「あなたの体調不良の原因は不明です」と言われているようなものです。

「インフルエンザです」というように原因がわかれば安心しますし、具体的な対策を取ることもできます。

「自分への問いかけ」で頭の中がクリアになる

「何にモヤモヤしているのかわからない」という相談を受けた時に、私はあえて、

「何にモヤモヤしていますか？」

と質問をします。**実はモヤモヤの理由がわからない時ほど、「何にモヤモヤして**

いるのか？」と声に出して自分に問いかけていないのです。

シンプルですが、「具体的に何にモヤモヤしているのか？」と問いかけることで、モヤモヤの正体が判明することが多いのです。

「具体的に仕事の何にモヤモヤしているのか？」

「漠然と将来のことが不安だけど、具体的に何が不安なのか？」

このように、「具体的に何にモヤモヤするのか？」と問いかけてみてください。何にモヤモヤしているのかが少しずつ明確になってきます。

「休みの日も仕事のことを考えてしまうのにモヤモヤしているのかも……」

「将来の親の介護や、自分の老後のお金を十分に貯金できるのかが不安だな……」

など、モヤモヤの姿が具体的に見えてくるように、より掘り下げた視点で、自分を見つめていけばいいのです。

ただし、**たとえ何にモヤモヤするのかを問いかけても、「それがわからないんだよ……」と思うこともあるでしょう。**具体的に掘り下げたものの、「わからない」という言葉が何度も浮かぶこともあります。

「わからない」であきらめてしまえば、モヤモヤした状態が続くだけです。そんな時はどうしたらいいでしょうか。

これで解決！

「わかるとしたら？」と問いかける

モヤモヤの原因がわからない時は、

「わかるとしたら何にモヤモヤしているのか？（なぜモヤモヤしているのか？）」

と問いかけてください。

「伊庭さん、意味がわからないです。わからないのに、わかるとしたら？　と問いかけて、答えが出てくるのでしょうか？」

このように思われたかもしれません。「わかるとしたら？」は、言い換えると「しいて言うなら？」「あえて言葉にするなら？」と同じようなイメージです。シンプルな言葉ですが、いざ問いかけると答えが出てくることがあります。

私はかつて高校で世界史を教えていた時期があります。その授業中に生徒へ質問をした時に、「わかりません」と返ってくることがありました。その言葉を聞いて私は、「では別の人に聞きます」とせず、「わかるとしたら何だと思いますか？」と同じ生徒に聞き返しました。

「合っているかわからないけど、こうだと思うな……」

「自信がないけど、このページの内容が関係していると思います……」

このように、何かしらの答えが返ってくることが多かったのです。

本当はわからないのではなく、答えに自信がなかったり、間違えるのを怖れていたり、周囲の目が気になっていたりと、別の理由があるのです。その本当の理由に目をつぶり、「わかりません」と言うことで向き合うのを避けている状態なのかもしれません。

「気持ちのフタ」は開けられる

たとえば、「人間関係の何にモヤモヤしているのかわかりません……」と相談を受けたら、**「わかるとしたら何にモヤモヤしていると思いますか？」**と聞き返します。みなさん、最初はビックリされるのですが、しだいに考え始めるのです。

「期待した反応が相手から返ってこないことにモヤモヤしているのかも……」
「意見を求められた時に、うまく答えられない自分にモヤモヤする」
「いつも同じ失敗をくり返しているような気がしてモヤモヤするのかも……」

このように、**何かしら自分の気持ちが言葉に出てくる**のです。

「わからない」と思うことで、気持ちにフタをしてしまいます。これは自分でも気づかぬうちに、無意識にやってしまうので仕方のないことです。この状態から、「わかるとしたら?」と問いかけることで、フタをこじ開けることができるのです。

・「何にモヤモヤしているのか?」と声に出しながら深掘りすること

・それでもわからないと思った時は、「わかるとしたら?」と問いかけること

この2点をぜひ意識してみてください。

もし、ここまでの話を読んで、「まだ今ひとつ腑《ふ》に落ちないな……」と思われても大丈夫です。これから取り上げるさまざまな事例を見ていくと、しだいに答え方や感覚がつかめるようになっていきます。

Point

本当の気持ちは言葉で出てくる

モヤモヤ 4
つい、「嫌われたくない」と考えてしまいます

「嫌われたらどうしよう……」という相談は、毎日のように私の元へ届いています。誰でも友達、同僚、恋愛相手、夫婦など、さまざまな人間関係において嫌われないようにと意識しながら振る舞ってしまうことがあるでしょう。

確かに目の前にいる人に嫌われたらショックですし、立ち直れないほどの傷を負うかもしれません。その一方で、嫌われることを怖れるあまり、自分を出せずにいると、気疲れや息苦しさに押しつぶされてしまうこともあります。

「嫌われないように」と思う人は、「怒られないように」「否定されないように」「傷つけないように」「見捨てられないように」といった気持ちが強いものです。

これらは言い換えれば、**「最悪の事態にならないように」**という意識であり、リスク回避をしている状態です。たとえるなら、**車庫に車が停まっているのに、その車のブレーキを踏み続けている**ようなもの。

ブレーキを踏んでいれば、車は動かないので事故は起きないでしょう。ですが、たとえアクセルを踏んでもブレーキから足が離れていないので、行きたい所へたどり着けません。

嫌われないように意識すれば、嫌われることはないかもしれませんが、好かれることもありません。個性を出すことができないので、まるで空気のような、当たりさわりのない人だと思われるでしょう。**浅く広く、表面的な関係は築けても、関係を深めることができない**のです。

しかも気を使うことが増え、ストレスを感じやすくなります。常にブレーキを踏んでいたら、しだいに足が疲れてきますし、ブレーキ自体も不具合を起こしてしまうかもしれませんよね。

■相手の気持ちを考えすぎ？

「嫌われないようにと思っていたら、何だか相手に不信感を抱かれてしまったようです。意見を求められても答えられなかったり、他の人と同じことしか言わないので、何を考えているかわからないと指摘を受けました……」

「嫌われるのが怖く、相手に悪い印象を与えていないか何かと不安になってしまいます」

こうした話も聞きますが、どんなに「嫌われないように」と意識しても、楽しく幸せな毎日は訪れないでしょう。常に心のどこかで相手の反応を気にしている状態で、日々をすごさなければならないからです。

これは大切なことなのですが、自分以外の人の気持ちはコントロールできません。

そのため、**どんなに嫌われないように意識しても嫌われてしまうことはある**のです。
嫌われないようにとあれこれ気を使ったにもかかわらず、相手との関係が悪化した時には、「こんなに予防線を張って振る舞っていたのにどうして……」と落ち込んでしまうこともあるでしょう。

これで解決！

「どうしたいのか？」と声に出して自分に聞く

この状況を抜け出すには、**まずは嫌われるのを怖がる気持ちを自分で声に出すこと**です。

「嫌われたらどうしよう……」
「嫌われないかどうかを気にしているな……」

というように、頭の中に浮かんだ気持ちをブツブツ声に出すことです。

声に出さず、頭の中で考えるほど、嫌われるのを怖がる気持ちは増大します。声に出せたら、

「なぜ嫌われるのを怖がっているのだろうか？」

というように自分に問いかけてみればいいのです。ネガティブな気持ちも含め、声に出しながら一つずつ受け止めることで、怖れが弱まってきます。

「したほうがいい」「しなければならない」をストップ

その後は、**「どうしたいのか？」という問いかけ**が効果的です。

「どうしたいのか？」の主語は自分自身。「私はどうしたいのか？」です。

嫌われないようにと考えてしまう時ほど、自分を主語に問いかけることができていません。「相手は何を望んでいるだろう？」と、自分よりも先に相手のことを考えてしまうのです。

「したほうがいい」「しなければならない」「するべきだ」「してあげる」「してほしい」……たとえばこれらの言葉は自分がしたいことではありません。「嫌われないためには、相手の意見に合わせたほうがいい」というように、相手のことを先に考えています。

どれだけ相手のことを考えても、相手の気持ちはわかりません。正解のわからない問題を解いているようなもので、モヤモヤが一向になくならないのです。

「嫌われないためには、相手の意見に合わせたほうがいいと思っているな……」

「本当はどうしたいのか？」

このように問いかけてみてください。**「私は〜したい」というように、語尾を「〜したい」の形にすると、答えが出てくるようになってきます。**

「言いたいことは素直に言いたい」
「わからないことは『わからない』と伝えて確認したい」
「相手の顔色をうかがわず、自然に笑ってすごしたい」

どんな答えが出てきても大丈夫です。そして自分がしたいことを、一つずつ行動に移していきましょう。もしすぐに行動へ移せなくても、「自分はこれがしたかったんだ！」と気づけるだけでもスッキリします。

「どうしたいのか？」という問いかけは、嫌われないようにと気にしすぎることで感じる生きづらさを抜け出すために不可欠です。さっそく声に出しながら、「私はどうしたい？」とつぶやいてみてください。

Point

どんな「〇〇したい」が出てきますか？

モヤモヤ

5 自分がどうしたいのかがわかりません……

「『どうしたいのか？』を問いかけることがモヤモヤを手放せることにつながるのは、頭では理解できました。でも、何回問いかけても、自分が何をしたいのかがわかりません……いったいどうすればいいでしょうか？」

前項で、「どうしたいのか？」を問いかける大切さをお話ししました。特に人間関係に悩んでいる時ほど、自分がどうしたいのかを問いかけることができていません。自分を主語に問いかけることが、モヤモヤを手放すヒケツなのです。

ただし、過去の私もそうでしたが、**「どうしたいのか？」と問いかけても、何がしたいのかが思い浮かばないこともあります**。これでは悩みも深まるばかりです。

やりたいことがなかなか出てこないのは、今まで自分の気持ちを犠牲にして、まわりを気にして生きてきたからかもしれません。自分がしたいことよりも先に、まわりにどう思われるかを気にしたり、まわりが求めることを考えて振る舞ってきたのです。その結果、やりたいことが浮かばなくなっている状態です。

「自分のしたいように振る舞う」とは

「これからも自分が何をしたいのか、わからないままなのでしょうか？」

このような質問を受けたら、**「そんなことはありません。今から誰でも、自分がしたいことに気づけるようになります」**と私はお答えします。これは決して励ましているわけではなく、人間の成長過程を振り返れば、確信を持って言えることです。

私たちが幼い頃は、誰もが自分のしたいように振る舞っていました。泣きたい時に泣き、笑いたい時に笑い、ほしい物はほしいと主張していたのです。まわりを気にせず、ありのままの自分ですごせていました。

「今すごく笑いたい気分だけど、電車の中で笑ったら他の人に迷惑かな？」

「お父さんとお母さんの機嫌が悪いから、泣くのは後にしたほうがいいかな？」

こんなこと、赤ちゃんは思わないですよね？

あなたの記憶にはないかもしれませんが、**幼い頃は誰もが自分の気持ちに素直に行動できていた**のです。ですが、成長する中で少しずつ自分の気持ちを抑えたり、まわりを気にするようになったのです。

それこそ小学校低学年の頃は、先生が質問したら手を上げる児童が一定数はいます。それが高学年になるにつれて、手を上げる児童が減るのです。先生が質問しても誰も手を上げない授業を、あなたも一度は経験したことがあるかもしれません。

「どうしたいのか」がわからないのは生まれ持った性格ではなく、後天的に身についたものです。誰もが自分の気持ちに素直に振る舞えていたので、今からでも自分の気持ちに気づけるようになります。

これで解決！

食事をするにも「今日は何を食べたい？」と問いかけてから

実は日常生活の中で、したいことで選択できる場面は無数にあります。たとえば毎日の食事です。

「今日は何を食べたい？」

と改めて自分に問いかけてみてください。「カレーを食べたい」「魚が食べたい」など、何かしら食べたいものが浮かぶでしょう。

どうしたいのかが浮かばないと悩む時ほど、したいことのハードルを勝手に上げているかもしれません。たとえば仕事でモヤモヤを抱えていれば、「働くことを通して、自分は何がしたいのか……」などと大きな「したいこと」を考えようとしているかもしれません。

ハードルを下げ、「○○の件を上司に相談したい」「この資料を見やすいものにしたい」など、小さな「したいこと」から考えるのがコツです。

「どんな服を着たいか？」
「帰宅後に何をしてすごしたいか？」
「今日は湯船に浸かりたいか？　それともシャワーですませたいか？」
「明日のランチはどこのお店へ行きたいか？」

など、**語尾を「～したい」にしながら日々の行動を選択すること**を意識してみてください。

■「何でもいい」と思ったら

たとえるなら、「筋トレ」です。「どうしたいのか？」と問いかけ、自分がしたいことを行動に移す「心の筋トレ」をするのです。

先ほどもお伝えしたように、「どうしたいのかがわからない」と悩む時ほど、したいことを自分に問いかけていません。「したいことを問いかける心の筋力」が不足しているのです。

逆に言えば、今までは「自分の気持ちを犠牲にする心の筋力」や「まわりにどう思われるかを気にして行動する心の筋力」がついているかもしれません。

ただし筋トレなので、**誰でも鍛え始めれば筋力はつく**のです。今まで鍛えていなかった分だけ、最初はしたいことがわからない時もあるでしょう。ですが日常の中でしたいことを問いかけるほど、しだいにモヤモヤした場面でもどうしたいのかに気づけるようになります。


「『何でもいい』が口グセになっていた気がします。食事も服装も相手に合わせることが多く、自分の意思で決めるのを面倒くさがっていたのかもしれません」

「最初は何がしたいのかわからなかったけれど、コツコツ続けるうちに観たい映画や旅行したい場所が浮かびました。しだいに人と関わる場面でも自分がどうしたいのかに意識を向けられるようになりました」

これは、ふだんから「したいこと」を問いかけた成果ともいえます。もちろん何がしたいのかわからない時もありますが、〈モヤモヤ3〉（31ページ）で取り上げた**「わかるとしたら何がしたい？」**と問いかけることで、自分の気持ちに気づける瞬間もあります。したいことが浮かぶ場面と浮かばない場面にはどんな差があるのか、その特徴に気づけたりと、モヤモヤが晴れる方向へと進むでしょう。

誰かといる時も、一人でいる時も、「どうしたいのか？」と問いかける「心の筋トレ」を始めていきましょう。したいことが1日に一つしか浮かばなくても大丈夫です。筋トレなので、続けるほどに何がしたいのかに気づける場面は増えます。

この項目を読み終えた今、「この後は何を食べたい？」と問いかけてみてください！

Point

最初は面倒でも「何がしたいか」を自分に聞いていく

私のモヤモヤ史 *1*

ファミレスで20分、食べたいものを考えた……

学生時代までの私は、レストランで注文をする時も、まわりの人と同じものを頼んだり、あせって適当に頼んで後悔したりすることがよくありました。「自分を変えたい」と決心した私が手始めに取り組んだのが、**「自分が何を食べたいかを考える」**ことでした。

一人でファミレスに行った時に、店員さんが注文を取りに来ても「決まったら注文します」と伝え、本当に何が食べたいのか、じっくりとメニューと向き合ったのです。最初は、注文までに20分かかりました。しだいに10分、5分……と注文するまでの時間は短縮され、誰かと一緒の時にも、**自分の希望をちゃんと示せるようになった**のです。

友達や恋人の前で、20分もメニューとにらめっこをしていたら、相手もあきれてしまうでしょう。でも、一人の時なら、思う存分考えられるのです。自分の「したいこと」を考える時に、一人の場面から実践してみるのはオススメです。

モヤモヤ
6
「やりたいこと」＝「現実逃避」になっている気がします……

「もう今の職場から逃げ出したいです……」

「『どうしたいのか？』と問いかけても、現状がイヤで何もしたくないです」

「何をしても単なる現実逃避になっている気がします……」


「どうしたいのか？」と問いかけても、出てくる答えが現実逃避ばかりという話も時おり聞きます。「やりたくない」「逃げたい」「イヤだから行きたくない」といった言葉ばかり浮かんでしまう状態です。あるいは「ラクになりたい」「流れに身を任せたい」といった言葉が浮かぶこともあるでしょう。

「同じことのくり返し」から抜け出す

私は決して、現実逃避を全否定するつもりはありません。**仕事やプライベートで悩みを抱え、ストレスが限界を迎えている**のだと思います。それこそ疲れた時に、「何もしたくない」と思ったことは、誰しも人生で一度はあるでしょう。

一方で、**現実逃避を続けていてもモヤモヤが解決しない**ことも事実です。実際、「現実逃避をしたい気持ちも出てきますが、それでは根本的には何も変わらないことに気づいています。何とか現状を変えたいです！」という相談は多いのです。

15ページで「心の便秘」の話をしましたが、**現実逃避とはマイナスをゼロにリセットする行為**です。便秘が解消されて一時的にスッキリするものの、便秘になる原因に向き合えていないので、しだいに便秘をくり返してしまう状態です。

たとえば、転職をすれば仕事内容も人間関係もリセットされます。ですが環境が変わっても自分が変わらなければ、同じ悩みに直面します。もし、同僚の顔色をうかがい、気を使いすぎてしまうならば、転職先でも同じことが起こるのです。

マイナスをゼロに戻して一時的にリセットできても、プラスに好転することはない。これが現実逃避の末路です。

ただし**「現実逃避をしているかも……」と気づければ、その時から現状は変えられます。**

「もう現状を変えるのには遅いのでは……」という嘆きもよく聞きますが、決してそんなことはありません。私たちの誰もが、今この瞬間が人生で一番若いのです。今、モヤモヤを晴らすことができれば、この先の人生を幸せに送れるのです。


これで解決！

「なぜ？」「何が？」で自分の気持ちを掘り下げていく

「なぜ今の職場から逃げ出したいのか？」

「具体的には何がイヤなのか?」

現実逃避の気持ちが出てきた時に効果的なのが、**「なぜ?」「何が?」という問いかけです**。「逃げ出したい」「イヤだ」「やりたくない」で終わらずに、「なぜ?」「何が?」と理由を深掘りするのです。

もし、「そんなのわからない……」と思った場合は、〈モヤモヤ3〉(31ページ)でお話しした「わかるとしたら?」を使いましょう。すると、

「職場で気を使いすぎて居心地がよくないから逃げ出したい」

「自分の気持ちをわかってくれないのがイヤだ」

このように、現実逃避をしてしまう背景が明確になります。

そしてここで大事なのが、「人間関係は自分と相手がいて成立する」ということ。

仕事でもプライベートでも、自分と相手がいて関係性が成り立ちます。

現実逃避をしてしまう時は無意識のうちに、相手(環境)に変わってほしいと思っている状態です。ですが、先ほどもお伝えしたように、自分が変わらなければ、

新たな環境でも同じ悩みをくり返してしまいます。これは苦しいですよね。

■すぐに答えが出てこなくても大丈夫

〈モヤモヤ4〉（39ページ）とも通じることですが、実は**現実逃避を考えてしまう時にも、自分を主語に問いかけることができていません**。「したほうがいい」「しなければならない」「するべきだ」「してあげる」「してほしい」というように、自分が「したいこと」ではなく相手のことを先に考えているのです。

たとえば、職場で気を使いすぎて居心地が悪いのも、同僚の反応を気にして自分を抑えているからかもしれません。相手が自分の気持ちをわかってくれないのがイヤなのも、「わかってほしい」と相手に求めすぎている状態かもしれません。

このように背景を掘り下げたら、最後は自分を主語に問いかけること。**「私はどうしたいのか？」と声に出しながら問いかけてください。**

もし、「逃げ出したい」「もうイヤだ」「ラクになりたい」といった言葉が出てきたら、次のように問いかけ、軌道修正しましょう。

「いや、これは現実逃避の言葉だったな。一瞬だけラクになるけれど、同じ悩みをくり返すだけだったな。本当はどうしたいのか？」

その場で答えが出てこなくても、落ち込むことはありません。〈モヤモヤ5〉（46ページ）でもお話しした通り、「どうしたいのか？」と問いかけることだけでも「心の筋トレ」になります。食べたいものや着たい服など、問いかける中で別のやりたいことに気づけるかもしれません。

現実逃避をしているようだなと思った時は、「なぜ？」「何が？」を使って背景を深掘りしましょう。その上で最後は「どうしたいのか？」と自分を主語に問いかければいいのです。

Point

「逃げたい気持ち」はそれに気づくだけで消えていく

私のモヤモヤ史 2

とにかく「寝たい」と、現実逃避していた頃

高校の頃から、自分が何をしたいのかを考えようとしても「とにかく寝ていたい」と思うことが増えました。今になるとわかりますが、私にとって**「寝たい」は、「本当にやりたいこと」ではなく、「現実逃避」**だったのです。平日の学校終わりや休日は、予定がなければ常にゴロゴロ。ひどい時は朝も二度寝、三度寝を続け、昼まで起きない日もありました。

寝ていても悩みは解決しませんが、寝ている間は一人でいられ、人間関係のストレスから逃れることができたのです。でも、いくら寝ても、心の中で虚《むな》しさを覚えていました。

このままではいけないと思い、「どうしてそこまで寝たいのか？」と、自分に問いかけたり、ふだんからモヤモヤしたら声に出すことを意識したりと、自分を変える努力を始めました。そして、**人間関係の悩みが解決に向かうほど、それまでのように「寝たい」と思うことが激減**したのです。

Column 1　心のモヤモヤを晴らす2ステップ

ここまでの話を読み、「伊庭さんって本質的には同じことを言っているよね？」と思われたかもしれません。実はモヤモヤを晴らす方法は、大きく2つのステップにまとめられます。

ステップ1：自分で自分の気持ちを声に出すこと
ステップ2：「どうしたいのか？」と問いかけること

仕事、恋愛、夫婦関係、子育てなど、あらゆるモヤモヤを晴らす方法はシンプル。どんな時も、この2ステップをくり返すことです。「声に出すこと」で心の便秘を解消し、「どうしたいのか？」と問いかけて行動することで、便秘にならない自分へと変わることができます。その意味では、**ステップ1がマイナスからゼロへ戻る方法であり、ステップ2がゼロからプラスに進む方法**です。

「そんなにシンプルなのですか？」と質問を受けることも多いのですが、この2ステップは、どんなモヤモヤにも効きます。ネガティブな感情が渦巻いているような時ほど、この2ステップのどちらか（または両方）ができていないのです。

この本では専門用語をできる限り使わず、多くの方が理解できるような言葉を意識しながら、心のモヤモヤを晴らす上で大切なポイントをお伝えします。もちろん各テーマで大事なポイントは異なるのですが、どんな時も立ち返る原点は同じです。

この2ステップは数学にたとえるならば公式であり、スポーツにたとえるなら基礎練習です。公式も基礎練習も非常に大事ですし、土台が崩れると応用にも進めませんよね。

もし読み進める中で頭の中が整理できなくなったり、よくわからないと感じることが出てきたら、このコラムに戻ってきてください。

2章

その「思ったこと」をそのまま言葉にしてみると……

～抑えていた「ホントの自分の気持ち」とは～

モヤモヤ 7

認められたいのに、認めてもらえません……

「こんなに頑張って仕事をしているのに、思うように評価されません」
「家庭のことを一生懸命やっているのに、誰からもほめられずモヤモヤする」
「喜んでもらえるようにと思ってやったのに、思ったほど感謝されなかった」

仕事かプライベートかにかかわらず、**「評価されたい」「ほめられたい」「感謝されたい」「愛されたい」「大切にされたい」という気持ちに悩む人は多くいます。**
「どうして認めてくれないの?」と思っている状態では心が苦しいですし、周囲に不満をぶつけて関係がギクシャクしてしまうこともあるでしょう。

「認められたい」という気持ちを、心理学では**「承認欲求」**と言います。承認欲求は誰もが持っている本質的な欲求なので、「認められたい」と悩むのは自然なことといえます。

そして、その「承認欲求」の対象となる「承認」には2種類あります。「自己承認」と「他者承認」です。**自己承認とは、「自分で自分を認めること」**です。一方で**他者承認とは、「他者から認められること」**です。

自己承認と他者承認のどちらがよい／悪いはありませんが、**「認められない」と悩む人の多くが、他者承認ばかりを求めています。**

そのため、「こんなに頑張ったのに……」「あれだけしてあげたのに……」と、相手の反応にイライラし、悲しみを感じることも増えてしまうのです。これはつらいですよね。

ただ、残念なことにどれだけ相手のことを考えても、相手の反応はコントロールできません。認められたいと思って行動しても、相手が十分に認めてくれないことはよくあることなのです。

自分で自分を元気にする考え方

他者承認とは、効果の短い「栄養ドリンク」のようなものです。相手に認められれば一時的に元気になるものの、いずれ効き目は切れてしまいます。そしてまた、新しい栄養ドリンクを飲むのです。しだいに飲む頻度や量が増え、依存した状態になってしまうかもしれません。

栄養ドリンクを飲まなくても元気であることが理想ですが、他者承認ばかり求めていると、自分で自分を元気にできなくなってしまいます。それに、他者承認には、「もっと認められたい」と終わりがないので、常に求め続けてしまいます。

とはいえ、これは人間の根源的な欲求なので、承認欲求を一切なくすことはできません。

そこで私は、「認められない」と悩んでいる方がいた時に、次の言葉を伝えます。

「まずは自己承認！　自分で自分を認められるようになりましょう」
「他者承認はオマケ！　誰かに認められたらうれしいけれど、認められなくても自分を満たせている状態を目指しましょう」

これで解決！　まずは自己承認！　まわりに認められるかはオマケです

「よく『自分を認める』って聞くけれど、具体的にどうすればいいのかわからない」

こうした悩みを聞くことも多いですが、自分で自分を認める方法はいたってシンプル。**「どうしたいのか？」と問いかけること**です。自分がしたいと思ったことをするからこそ、自分をほめたり認められるようになります。

その一方で、自分がしたいと思ったことをしないと、そんな自分を認めることはできません。自分の気持ちを偽《いつわ》っている状態ともいえます。自分にウソをついている状態では、自分を肯定的に見ることなどできませんよね。

他者承認を求める気持ちが強くなっている時ほど、自分がしたいことを問いかけていません。自分以外の誰かのことを先に考えてしまう状態です。

日々、自分がしたいことを問いかけ、一つずつ行動に移していきましょう。「今日はどんな服を着たい？」「どこへ出かけたい？」「何時までに寝たい？」など、どんな些細《ささい》なことでもかまいません。

したいことに気づくほど、「こんな自分もいいな」「おだやかにすごせているな」というように、自分を認め、大切に思えるようになっていきます。

「評価されるためには、先回りして仕事の段取りを調整したほうがいい」
「大切にされるためには、自己犠牲をしてでも相手に合わせるべきだ」

このように、**「したほうがいい」「するべきだ」「しなければならない」「してあげる」が出てきた時は、相手に認めてもらおうとしている**かもしれません。

「今、相手に認めてもらおうと思っているな……」

「期待したほど認めてくれなくてイライラしているな……」

「どうして認めてくれないの？」とつらくなったら、まずはその気持ちを自分でブツブツ声に出しましょう。声に出すうちに気持ちが落ち着きますし、「自分がどうしたいのか」を問いかけることもできます。

「○○してもらいたい」からサヨナラ

「○○したい」と自分のしたいことを声に出した時に、「相手に評価されたい」という言葉が出てくるのは、自分が本当にしたいことではありません。認められずに悩んでいる人に時おり見られるのですが、評価されるかどうかは相手しだいです。

「どうしたいのか？」と問いかけ、相手に認められたい気持ちが出てきたら、改めて「どうしたいのか？」と問いかけ、自分がしたいことを導き出しましょう。

相手が認めてくれるかはその時々で変わるでしょうが、自分を認めることは、自分しだいでいつでもできます。その意味で他者承認はオマケのようなものです。あればうれしいけれど、なくてもオマケなので問題ないと思えている状態です。

もし、「私は自分を認められているのだろうか……」と不安になっても大丈夫です。「どうしたいのか？」を問いかけることで、自分を認めようとしています。

実際に「自分を認められているかどうか」を考えすぎる必要はありません。「自分で自分を認めようとしている」だけでも、自分の心を着実に満たせますし、変化も実感できるようになります。

Point

「誰かに認められている」よりも「自分が認める」が大事

私のモヤモヤ史 3

とにかく認められたくて、本を読みあさった日々……

以前の私は、周囲に認めてほしい一心で、心理学やコミュニケーション、自己啓発の本を読みあさっていました。「知識やスキルを身につければ、相手が認めてくれるのでは？」と考え、学生時代には毎月のアルバイト代の半分を本や講演会に費やした時期もあります。恋愛もしたかったので、恋愛心理の本もたくさん買いました。**これらはすべて、「他者承認」を真っ先に求めている状態**です。相手が認めてくれることもありますが、すべては相手しだい。同じ相手に昨日と同じように接したのに、今日は反応がイマイチということもありましたし、そのたびに不安に襲われ、「もっと勉強しないと」と本を読み続けました。

ショックだったのが、同じ本を２冊買ってしまったこと。「あれ？　この本どこかで読んだことあるな」と思い、押入れを開けたら、まったく同じ心理学の本が出てきたのです。悩みを解決しようと、一生懸命取り組んでいたのですが、やり方が間違っていました。今は、自分を認めることに意識を向けられるようになりました。

モヤモヤ8

ネットやSNSを見て、ネガティブな気持ちになります……

「仕事の合間や帰宅後に、何となくネットやSNSを見てしまいます。同世代が活躍している姿を見て劣等感を抱いたり、不安な気持ちが湧き上がることもあります。『自分を高める方法』など、前向きな情報を調べたりもするのですが、一時的にスッキリしても次の日にはモヤモヤして、再びネットで調べ始めてしまい、ネガティブな気持ちが再生産されている気がします……」

ネットやSNSを使う中でモヤモヤが増大するという声は、相談に来られる方からもよく聞きます。いつでも情報収集ができ便利になったものの、ネガティブな気持ちが生まれるキッカケにもなっているならば、うまくつき合っていきたいですよね。

先ほど「認められたいのに認められない……」というモヤモヤを紹介しましたが、**ネットやSNSの中には、「他者承認」を刺激するコンテンツも多く含まれています。**

「私の投稿に『いいね！』やコメントがどれくらいつくだろうか？」というように、まわりからの承認を無意識に求めてしまうのです。

■比べる気持ち、うらやむ気持ち

また、**ネットやSNSを「見るだけ専門」で使っていても、他者承認の欲求に悩まされてしまうことはあります。**

「あの人はすごいな。それに比べて私は……」「あの人は幸せそうだな。私はこのままでいいのか……」というように、相手と自分を比べて自信がなくなったり、人をうらやむ気持ちも生まれてしまうのです。

ネットやSNSでは不特定多数の相手とつながることができます。それこそ一度も会ったことがない人のブログや投稿をチェックしたり、コメントもできてしまうのです。つまり24時間365日、自分と無数の人を比べてしまうリスクがあります。

ちなみにスマホでSNSをチェックする人は多いですが、不安とスマホの使用過多には相関《そうかん》性が見られることが、最近の研究からわかってきています。**スマホでSNSを使うほど、同時に不安も増大する**と考えられているのです。

とはいえ私は決して、ネットやSNSを否定するつもりはありませんし、「一切使うのをやめましょう」と言う気もありません。

ネットやSNSを使うことでモヤモヤしてしまうことがある一方で、ネットやSNSを活用して元気になることもあります。

「大事なのは、ネットやSNSとのつき合い方です」

「モヤモヤが強まるつき合い方をしなければ大丈夫です」

悩みを聞くたびに、私はこのようにお伝えしています。


これで解決！

モヤモヤしている時はネットやSNSを見ない

いくつかの研究結果を通して明らかになってきたのは、不安な時にSNSを使うとさらに不安になり、不安を抱きがちな人がSNSを使うとさらに不安になるということです。

つまり、不安な時にSNSへ手を伸ばせば、さらに不安を増大させてしまうのです。

「モヤモヤしている時にネットやSNSを見ると、さらにモヤモヤが深まってしまいますよ」

私がよくお伝えする言葉ですが、ネットやSNSを見ることで、一時的に気持ちがラクになることもあるでしょう。ですが、次の瞬間には再びモヤモヤが押し寄せるのです。

その意味では〈モヤモヤ7〉（62ページ）でお伝えしたように、モヤモヤした時に見るネットやSNSも、「栄養ドリンク」の役割を果たしているともいえます。

「何となく」をやめてみると……

「モヤモヤしている時は、ネットやSNSを見る前に、感情を自分で声に出す」

この点を意識していただければ、自分でモヤモヤを解消できます。「なぜモヤモヤしているのだろうか？」「何にモヤモヤしているのだろうか？」というように、声に出しながら自分の気持ちを受け止めていきましょう。

また、何となくネットやSNSを見そうになった時は立ち止まりましょう。つい時間ができるとスマホを手に取る人も多いですが、

「今、ネットやSNSを見たいの？」

と自分に問いかけてみてください。

「どうしたいのか？」と問いかけず、何となくネットやSNSを見るほど、自分からモヤモヤの沼にハマりに行ってしまうかもしれません。

「見たいと思った時は見て、そうでない時は見ない」ことを意識するほど、ネガティブな気持ちを抱くことも減っていきます。

「そうはいっても、ついネットやSNSを見てしまう……」と思われたかもしれません。ネットやSNSを見るのが悪いわけではなく、**見たいと思った時に見ること**で楽しい時間をすごせます。

・モヤモヤしている時にネットやSNSを見ると、モヤモヤが深まる
・モヤモヤした時にネットやSNSを見る前に、感情を自分で声に出す

先ほどお伝えしたこの2点を意識するだけで十分ですし、この2点をいつでも見返せるように手帳に書き留めてみるといいでしょう。あるいはネットやSNSでつい見てしまうアプリなどをフォルダにまとめ、フォルダ名を「本当に見たい？」に変えてみるのもオススメです。こうすれば見てしまう前に、「本当に見たいのか？」と立ち止まることができます。

ネットやSNSを見ることで悩みが深まっていると感じた時は、ぜひこの方法も試してみてください。

Point

モヤモヤ、イライラの原因はスマホにあるかも

モヤモヤ 9

休日についい予定をつめ込んで、疲れてしまう……

「誘われると断れず、そんなに乗り気でなくても遊びや食事の予定を入れてしまう」

「本当は家でゆっくりしたいのに、休みの日にいろいろやることをつめ込みすぎてしまう」

「ショッピングや習い事など、予定びっしりで疲れた……」

手帳を開けば休日の予定がいっぱい。それどころかふだんの仕事が終わった後にも食事や習い事の予定を入れることも。それなのに心は満たされず、むしろ疲れてモヤモヤしている……。

最近では「予定つめ込み症候群」という言葉も耳にしますが、**本当は望んでいないのに予定を入れてしまう悩み**は、意外と多いのです。

「なぜ予定をつめ込むのですか？」と聞くと、「断ったら次に誘われないから」と言う人も多くいます。これは〈モヤモヤ4〉（35ページ）の嫌われることを怖れている心理ともいえますね。

「予定がない」ことは不安なこと？

その一方で、友達や同僚など、誰かに誘われているわけでもないのに、自分からいろいろと予定をつめ込んでしまうこともあります。結果として休む時間がなくなり、どこかで体調を崩したり、精神的にも疲れ果ててしまうかもしれません。

「一人でいるよりも、誰かと会ったりどこかへ行っていたほうがマシだから……」

「常に何かしていないと不安だから……」

相談に来られる方とじっくり話をする中で、こうした答えが返ってくることがあります。一人でいるよりも気がラクだから、あるいは不安を感じないようにするために、無理にでも予定をつめ込んでしまうのです。

ここで注目してほしいのが、「一人でいるよりもマシだから」という表現。**決してやりたくてやっているわけではない**のです。入れたくて予定を入れるわけでも、会いたくて人と会っているわけでもありません。

これは恋愛にたとえるとわかりやすいでしょう。「好きじゃないけれど、一人でいるよりはマシだから」と思い、つき合っている状態です。これでは本当の意味で幸せな恋愛はできないですよね。

あるいは何もしていないと不安や寂しさに襲われるので、予定をつめ込んでしまう人もいます。**何かをしていればネガティブな気持ちをまぎらわせることができるので、予定を入れている状態です。**

いずれにせよ、本心では望んでいないのに予定を入れればモヤモヤします。「もっと有意義にすごせたよな……」と後悔するかもしれませんし、時間やお金を浪費してしまったと感じるかもしれません。この状況はつらいですよね。

これで解決！

「しなきゃ」か「したい」かを見極める

予定をつめ込み、悩んでいる時ほど、「しなきゃ」が口グセになっています。「あれもしなきゃ……」「これもしないと……」「この予定もこなさなければ……」という言葉が頭に浮かび続けているのです。

「家でゆっくり休みたいです」
「何となく続けていた習い事を辞めたいです」
「行きたくない時は食事の誘いを断りたいです」

私が「本当はどうしたいですか?」と聞いてみると、「しなきゃ」ではなく「したいこと」が出てきます。

予定をつめ込んでいる時ほど、自分がしたいことを見失っています。先ほど紹介した「一人でいるよりはマシだから」というのも、本当にしたいことではありません。

そんなに張りつめなくていい

「自分で自分を追い込んでいたことに気づけました」

こうした言葉が寄せられることもありますが、**「しなきゃ」で行動するほど、気づかぬうちに自分に負荷をかけてしまいます。**自分がしたいことではないのに、頑張りすぎてしまうのです。

ちなみに頑張るとは「頑（かたく）なに張る」と書きます。常に頑固なまでに、ピンと気持ちを張り続けていれば、しだいに心がもたなくなります。息つくこともなく、常に緊張状態を続けているようなものです。

もし、「頑張らなきゃ」になっていれば、「本当はどうしたいのか？」と問いかけ、張り続けていた気持ちをゆるめてあげてください。

「頑張らなきゃ、になっているな……」
「予定をつめ込みすぎて疲れているな……」
「本当はどうしたいのだろう？」

このように、自分の気持ちを声に出しながら、一つずつ受け止めていきましょう。予定をつめ込んでいる時ほど、声に出さず頭の中であれこれ考えパンパンになっていることが多いです。

その上で最後は、「どうしたいのか？」と問いかけながら、予定を決めていきましょう。やりたいことで予定を決めれば充実感も生まれますし、心地よい疲れも感じられるでしょう。

「しなきゃ」が浮かんだら、語尾を「したい」に変換することを意識してください。

Point

「頑張らなきゃ」が頭に浮かんだらあの問いかけを

モヤモヤ10

ふとした時に、寂しさに襲われます……

寂しさに関する相談はよく寄せられますし、人間関係の悩みにも深く影響を与えることがあります。

「家に帰った後に急に寂しさに襲われます……」

「一人になった時に寂しさを感じます……」

「恋人と別れてから、突然寂しさがやってくるようになりました……」

このように、急に寂しくなるというお話をよく聞きます。あるいはふだんから、定期的に寂しさに悩まされている人もいます。

「急に寂しさに襲われたように見えるかもしれませんが、今まで見て見ぬフリをしてきた寂しさが、限界を迎えて爆発している可能性もありますよ」

このようにお伝えすることもありますが、ふだんからモヤモヤした気持ちを抱えていたり、自分の気持ちを犠牲にしたり、まわりの顔色をうかがっていると、寂しさが心の奥に蓄積《ちくせき》されます。

先ほど「心の便秘」のお話もしましたが、私たちの心に入る気持ちの量にも限界があるので、寂しさでいっぱいになってしまうこともあります。

一つの思いで心の中がいっぱいになると……

「理由はわからないが、寂しくなって泣いてしまった……」

このような時は、寂しい気持ちが心の中でいっぱいになり、涙となってあふれ出した状態だといえます。

寂しさを一時的に埋めることはできるでしょう。それこそ先ほどお伝えした予定をつめ込むのも、寂しさを埋めるためにやってしまうケースがあります。あるいはネットやSNSを見て、寂しさをまぎらわせることもあるでしょう。

ですが、**寂しさをそのようなことで埋めても、いうならばマイナスからゼロに戻るだけ**です。寂しさを感じる原因に向き合えていないので、再び寂しさに悩まされてしまいます。

「寂しさを埋めるために友達と会ったり恋愛をしてきた。自分へのご褒美《ほうび》と思ってショッピングをしたり旅行にも出かけた。でも一時的にスッキリするだけで、すぐに寂しさや孤独感に襲われてしまう。そんなマイナスとゼロの往復はもうやめたい」

寂しさに襲われるのは苦しいことですし、そこから人間関係の悩みも生まれやすいのです。

寂しさは何かで「埋める」のではなく、寂しさに悩まされない自分に変わればいいのです。

これで解決！

「寂しい」とそのまま声に出して言ってみる

寂しさに悩む人ほど、寂しい気持ちを自分で声に出せていません。声に出さず頭の中で、寂しさをつのらせているのです。

あるいは自分で声に出さず、まわりに寂しさをぶつけてしまいます。「私の寂しさを聞いてほしい」「寂しい気持ちを受け止めてほしい」と、聞いてくれる人に電話をしたり、食事に誘ったりしてモヤモヤを吐き出してしまうのです。

「今、寂しいな〜」

「なぜ寂しいのだろう?」

そんな時はこのように、まず自分でブツブツ声に出すことです。寂しい気持ちが心の中で便秘状態になっているかもしれないので、声に出しながら解消していきましょう。

もし声に出す中で涙が流れても、気にしなくて大丈夫です。「泣いてしまった私はダメなのか?」と自分を責める必要はありません。

涙についてはこの後、179ページでもお話ししますが、言葉にならない気持ちが、涙となって流れているのです。

涙という漢字は、「さんずい」の部首に「戻る」です。涙という形で水を流しながら、元の自分に戻っていくのだと私はとらえています。心の便秘が解消され、おだやかな心境に戻ることができるので、**涙も声に出すことの一部**だと考えていいのです。

その行動は「埋め合わせ」？

そして寂しさを声に出した後は、**「どうしたいのか？」**と問いかけます。もし寂しさを埋め合わせようとする行動が浮かんだら、次のように立ち止まってください。

「今、寂しさを埋めるために友達と食事をしたいと思ったな」
「これは寂しさを埋める行動で、本当に望んでいることではないな」
「本当はどうしたいのだろう？」

「どうしたいのか？」を問いかけて、その場でしたいことが浮かばない時もあるでしょう。ですが、この段階では問いかけができていればOKです。**自分がしたいことを問いかけることで、マイナスとゼロの往復ではなく、プラスのほうへ意識が向きます。**

「もっと自分らしく生きたい」
「相手に気を使いすぎずに関わりたい」
「今日の夜はカレーを作って食べたい」
「いらない物の断捨離を始めたい」
「前から気になっていたイベントに参加したい」

どんな事柄が出てきても大丈夫です。**自分がしたいことに気づくだけでもモヤモヤは晴れますし、実際に行動へ移せば満足感も生まれます。**寂しさに悩まされる状況から、着実に抜け出せるようになるのです。

Point

「ちょっと立ち止まる」のも立派な解決策

モヤモヤ11

恋人が私の気持ちをわかってくれません……

「私の気持ちをわかってくれない……」

「私の気持ちもわかってほしいのに……」

こうした恋愛の悩みもよく聞きます。これは決して恋愛だけでなく、夫婦、親子、友達、職場の同僚など、あらゆる人間関係でも共通のモヤモヤです。

相手が自分の気持ちをわかってくれないのは苦しいですし、悲しみ、寂しさ、孤独感といった気持ちが生まれるかもしれません。あるいは怒りや恨《うら》みが心の中で蓄積したり、相手に気持ちをぶつけてケンカになることもあるでしょう。

「確かにわかってもらえないのはつらいですよね。ただ一方で、わかってくれるかどうかは相手しだいですし、自分にはどうすることもできないですよね？」

相談を受けると、私は必ずこのようにお伝えします。相手の言動をコントロールすることは無理なので、**わかってほしいと思うほど、相手の言動に振り回されてしまいます**。つまり、「わかってほしい……」「わかってくれない……」と悩み続ける状況が、一番つらいのです。

期待と見返り

「なぜわかってほしいと思うのですか？」と聞くと、さまざまな答えが返ってきます。

「ふだんから気を使って接しているのに、相手は私のことをわかってくれない」

「自分ばかり我慢して相手の要求を聞いている気がしてイライラする」
「仕事のストレスを自分で消化できず、相手に受け止めてほしいと思っている」

状況によって答えはさまざまですが、**「まずはその気持ちを、自分で声に出してみましょう」**とお伝えします。声に出さず頭の中だけで考えている時ほど、「わかってほしい」と相手に求めてモヤモヤします。

仕事のストレスも声に出さず頭の中だけで考えるほど、一人で消化できなくなります。そして限界を迎えた時に、恋人などの身近な人に吐き出してしまうのです。**まず自分で声に出すことを意識すれば、相手に求めすぎることもなくなる**でしょう。

そして声に出す中で、少しずつ原因に気づけます。たとえば相手にどう思われるかを気にして、ふだんからいい人を演じていたのかもしれません。言いたいことを我慢し、相手が喜ぶことばかり考えていたのかもしれません。

「あなたのことを考えてあげているのだから、あなたも私の気持ちをわかってほしい」と、見返りを求めてしまうかもしれません。**期待した見返りを得られないとモヤモヤしますし、関係もうまくいかなくなりますよね。**

これで解決！

まず自分一人でできることをやってみる

恋愛をはじめ、人間関係は自分と相手がいて成り立ちます。ただし相手の行動を変えることはできません。超能力でもあれば別でしょうが、自分の思い通りに相手を動かすことは無理なのです。

ですが自分の言動を変えることは、自分しだいで今からできます。自分の言動を変えれば、それを受けた相手の言動も変わるので、本当に望む未来につながります。

そのためには、**「わかってほしい」が出てきた時に立ち止まること**です。声に出しながら自分の気持ちを受け止め、「どうしたいのか？」と問いかけてください。

「わかってほしい」「わかってくれない」は相手に求めている言葉なので、**「どうしたいのか？」と自分を主語に問いかけてみてください。**

「恋人に私の気持ちをわかってもらいたい」
「私が疲れている時は、必要以上に連絡をしないでもらいたい」

もしこのような言葉が出てきたら、要注意です。**自分がしたいことではなく、相手にしてもらいたいこと**になっています。これは「どうしたいのか？」と問いかけた答えとして適切ではありません。

「私はあなたと一緒にパスタを食べたい」

自分がしたいことは、自己完結です。最終的には相手の言動に関係なく、自分一人で完結する行動を導き出していきましょう。

たとえば「パスタを食べたい」は自分一人で完結しますが、「恋人とパスタを食べたい」は相手の存在を前提としています。どれだけ願っても、実現するかどうかは相手しだいなので、相手の言動を受けてモヤモヤするかもしれません。

この場合は、**「一緒にパスタを食べたいと恋人に伝えたい」が、自己完結**になります。パスタを食べたいと伝えることは、相手の反応に関係なくできます。

「恋人に私の気持ちを伝えたい」
「私が疲れている時は、必要以上に連絡をしないでと電話で伝えたい」

先ほどのケースだと、たとえばこの答えだと自己完結しています。もちろん相手の反応は相手しだいですが、**自分がしたいことを行動に移せたことで、モヤモヤが晴れたり納得感も生まれやすくなります。**

「わかってほしい……」「わかってくれない……」と悩んだ時は、まずは自分の気持ちをそのまま声に出しましょう。「なぜそう思うのか？」と深掘りするのもいいやり方です。

その上で最後は「どうしたいのか？」と自分を主語に問いかけてみてください。

もし相手に求める気持ちが浮かんだら、自分一人で完結する行動を意識して、「どうしたいのか？」と再度問いかけていきましょう。

この点を意識するほど、「わかってくれない……」と思い悩む状況は改善します。

Point

相手への不満が消える「自己完結作戦」

モヤモヤ

12 結婚してからも気を使い続けています……

「結婚してからも気を使い続けています。ついパートナーの顔色をうかがって言いたいことが言えなかったり、やりたいことがあっても家族のことを気にして我慢してしまいます。本来は居心地が一番いいはずの家で、気疲れしています……」

「つき合ってからも……」「結婚してからも……」気を使って自分を出せずにいるという相談は数多く寄せられます。

見方を変えれば、つき合ったり結婚をしたとしても、関係性が変われば気を使わず、ありのままの自分を出せるとは限らないのです。

基本的には結婚すれば、この先もずっと一緒にいるわけです。休日であれば24時間、一緒にいる日もあるでしょう。

気疲れとは「気持ちの疲れ」と書きます。相手にどう思われるかを気にしたりと、気を使ってすごすほど、精神的な疲れが蓄積してしまいます。

「気疲れ」をためないために

このまま気を使い続けても、ストレスが増える一方です。やりたいことを我慢したり、言いたいことを飲み込んだり、納得していなくても相手の意見に合わせたりと、自分を犠牲にしてしまう場面も出てくるでしょう。

自分の人生の主人公は、他でもない自分自身です。それなのに結婚後も気を使い続けてしまうと、本当は何をしたいのか、自分の気持ちもわからなくなってしまいます。

「気を使い続けた結果、家族に当たってしまった……」
「自分を抑えている姿を見て、子どもも私のように気を使いがちになった……」
「気を使うほど相手が高圧的に振る舞うようになり、より苦しくなった……」

こうした悩みもよく寄せられますが、**気を使い続けていては、長い目で見て自分にも家族にもいいことはありません**。家族の反応を気にしてビクビクしてしまうこともあれば、自分のつらさをわかってくれない家族に当たってしまうこともあるでしょう。

あるいは子どもが自分の影響を受けて、気を使うのがクセになってしまうかもしれません。ストレスが限界を迎えるほど、「もう一緒にはいられない！」と思い、今後の関係を考え始めるかもしれません。

もちろん気を使いたい時は使えばいいと思います。私は決して気を使うことが悪いとは思いません。ただし、**常に気を使い続けたい人はいない**でしょう。

結婚して一緒にいる時間が多いからこそ、素直な気持ちを伝え合い、お互いを尊重して関われれば、さらに幸せな関係を築けるのも確かです。精神的な疲れをため込まず、おだやかにすごせればいいですよね。

これで解決！

そもそも「なぜ気を使うのか？」と振り返る

結婚後も気を使い続けているという悩みを解決していく上でも、「どうしたいのか？」と自分主体で問いかけることが大切です。ただし、中には次のように思うこともあるでしょう。

「どうしたいのか？　が大事だけれど、自分が何をしたいのかがわからないです。たとえわかったとしても、今まで気を使ってきたのに、やりたいことをやっていいのか心配になってしまいます……」

気を使うのがクセになっている人ほど、このように思いがちです。モヤモヤしているとはいえ、気を使いながらの結婚生活を送ってきたので、いざ気を使わず振る舞った時にどうなるのか、不安を抱く気持ちはわかります。

そんな時は、

「なぜ気を使うのか？」

と問いかけてみてください。気を使うことが当たり前になっていて、「なぜだろう？」と深掘りしていない人は意外と多いです。

ひょっとすると結婚生活だけでなく、つき合っている時から気を使いすぎていたのかもしれません。あるいは友達の前や職場でも気を使っていたりと、これまでの人生でも気を使い続けてきたかもしれないのです。

そもそも、「気を使ってください」と相手に頼まれているとは限りません。「気を使わなければ……」「気を使ったほうがいい……」「気を使うべきだ……」と、自分の中で思い込みを抱いているケースも多いのです。

相手に頼まれてないことまでやっている⁉

もしかしたら、気を使うことで何かしらの見返りを得ていると、無意識に感じていることもあります。たとえば、気を使って振る舞えば、その場で相手に嫌われたり怒られることを回避できるかもしれません。自分が傷つくリスクを回避するために、気を使い続けてきた可能性もあります。

あるいは、気を使うことで周囲にほめられたり評価されると思っているかもしれません。〈モヤモヤ7〉（60ページ）でも取り上げましたが、**「気を使うことで認められる」と思い込み、「他者承認」を得ようとしていたのかもしれません。**

もちろん気を使ってしまう原因は自分だけでなく、相手にもあるでしょう。ただ、相手の言動を変えられない以上、まずは自分の原因を振り返ってみると、想像以上に早くモヤモヤが晴れます。

「自分に自信がないからだ……」
「自分を否定されるのが怖い」

など、どんな理由が浮かんでもOKです。声に出しながら、「なぜ気を使うのだろうか？」と振り返ってみてください。その上で最終的には、「どうしたいのか？」と自分を主語に問いかけてみればいいのです。

「なぜだろう？」と振り返った後だと、自分がしたいことが思い浮かびやすくなります。

これまで相談に来られた方を見ていても、勇気を出して「したいこと」を行動に移せば、気を使いすぎず、自分の気持ちに素直になっても大丈夫だと実感できるようになり始めています。

Point

「認められたい」と「気を使う」は切り離す

Column 2 紙にモヤモヤを書いてもスッキリしない時の対処法

「声に出すのは何だかためらってしまうので、紙に書いてみてもいいですか？」と聞かれることがあります。しかし、**「モヤモヤを紙に書いてみたものの、今ひとつスッキリしない……」**という相談も定期的に寄せられます。

そんな時には**「まずモヤモヤを声に出してください。その上で書きたければ、声に出した内容を文字起こしする感覚で書いてみてください」**とアドバイスをします。

私は決してモヤモヤした気持ちを文字に書くことを否定しませんが、文字に書く前に声に出してほしいのです。声に出すという行為と、文字を書くという行為の歴史を振り返ると、声に出すことは人類の誕生と同時に始まりました。「オギャー」と赤ちゃんが泣き出すわけです。

一方で文字を書くことは、文明の発達とともに誕生しました。「この地域には食糧が豊富だから後世にも情報を残そう」と思い、壁に文字を彫ったりしていたのです。

つまり**文字を書くという行為は、誰かに見られることを前提**としています。たとえ自分しか見ないノートに文字を書いても、まわりの目が気になってしまうのです。

「友達や家族に見られたらどうしよう……恥ずかしいな……」

「適当に書いてしまったから、文章をまとめたほうがいいかも……」

このように**誰かに見られるのを無意識に気にしてしまい、自分の本音が出にくくなります**。どれだけ紙に文字を書いても、まるで小骨がノドに刺さっているような感覚が取れず、モヤモヤを引きずってしまうのです。

モヤモヤしたら、まずは自分で声に出すことです。声に出すだけでも、文字に書いただけの時より気持ちがスッキリします。その上で書きたければ文字に書いてみてください。

3章

ちょっと「声に出してみる」となんだかスッキリ！

～小さな「ひとり言ブツブツ」のすすめ～

モヤモヤ 13

いい人を演じてしまいます……

「人から頼まれたことは断らず、何でも引き受けてしまいます……」
「相手に喜んでもらおうと、先回りで行動し続けて疲れました……」
「食べたいものがあっても我慢して、まわりに合わせてしまうことがあります」

こうした悩みはよく届きますが、ひと言でまとめると、「いい人を演じる」状態です。相手が好印象を抱いたり、不快に思われない自分を演じています。
「子どもの頃からいい子を演じ続け、自分の気持ちがわからなくなってしまった」という話も届きますが、**いい子・いい人を「演じて」いるのは常に仮面をかぶって生活しているようなものなので、仮面を取った姿がわからなくなってしまいます。**

過去の私もいい子の仮面をよくかぶっていました。たとえば中学時代はクラスで居場所を確保するために、当時は興味のなかったジャンルの音楽を一生懸命聞いて、クラスの中心的な生徒に話を合わせたりしていました。「ちょっとおかしいな？」と思うことがあっても、その生徒の発言に対して「そうだよね」と賛同していたので、連帯責任で先生に怒られたこともありました。

確かにいい子を演じていれば、仲間外れにはなりませんでした。ですが同時に好かれてもいませんでした。休みの日に映画へ行った感想をみんなが話している中で、「グループの中で私だけ誘われていなかった」と気づいたこともありました。

「いい子を演じていると、相手にとって都合のいい人になってしまう……」と思い、衝撃を受けたのを今でも覚えています。

■「いい人」＝「都合のいい人」？

ここまで私のエピソードを紹介しましたが、いい人を演じるほど、相手にとって都合がいい存在になってしまいます。いいように使われてしまうこともあれば、大切に扱われないこともあるでしょう。また、どんなに尽《つ》くしても、相手に好かれるとも限らないのです。

たとえば、言われたことは断らず、何でも引き受けていれば、面倒なお願いばかりされるようになるでしょう。「何を言っても対応してくれるよね」と思われ、相手の都合に振り回されることも増えるでしょう。

何よりいい人を演じていれば、相手に自分の気持ちが伝わりません。相手に合わせて行動したり、相手の都合を優先しているので、本心がよくわからない人だと思われやすいのです。

「何を考えているのかわからないと言われた……」

「**自分の意見はないのかと怒られた……**」

まわりから見れば、**いい人とは「本心がわからない人」**です。表面上のつき合いなら問題なくても、仕事のプロジェクトや恋愛など深く関わる場面では、必ずと言っていいほど何か問題が発生するのです。

これで解決！

声に出すことで心の中にある「ブレーキ」に気づく

いい人を演じて悩む人ほど、自分に「どうしたいのか」を問いかけていません。自分よりも先に相手のことを考えているのです。だからこそ、「私はどうしたいのか？」と声に出して問いかけてみてください。

「いい人を演じたいわけじゃない。かといって、何がしたいのかもわからない」

このように思い悩むこともあるでしょうし、過去の私がまさに「いい人を演じるのはつらいけど、どうすればいいのかわからない」と思っていた張本人でした。もしこのように思われた時は、いい人を演じてしまう原因を声に出しながら掘り下げましょう。**「いい人を演じるのはなぜだろう？」**と自分自身に問いかけてみるのです。

〈モヤモヤ4〉（35ページ）で取り上げたように、**いい人を演じる原因は、相手に嫌われたり、怒られたりして、自分が傷つくのを怖がっていること**でしょう。学生時代の私もそうでしたが、いい子を演じていればグループに所属はできたので、表面上は仲間外れになっていませんでした。

「最悪の事態」にならないようにいい子を演じた結果、当たりさわりのない、空気のような存在になってしまっているかもしれません。だからこそ、本心がよくわからない人だと相手に思われてしまうのです。

具体的に何がしたいのか思い浮かばなくてもいい

「嫌われないように」「怒られないように」「傷つかないように」といった気持ちが強まっている状態は、前にもたとえたように、車庫にいながらブレーキを踏み続けているようなものです。「前に進みたい」とアクセルを踏もうと思っても、同時にブレーキも踏んでいれば前に進みません。

「なぜいい人を演じているのか？」と問いかけ、心の中にどんなブレーキがあるかに気づけるだけでも、気持ちはラクになるのです。そして自分の気持ちを振り返った後で、改めて「どうしたいのか？」と問いかけましょう。心の中のブレーキに気づけた後だと、自分がしたいことが浮かびやすくなっています。

この時、**「私は～したい」という文章に当てはめることを意識してみてください。**

「私は相手の反応を気にせず、断りたい場面では断りたい」

「反論があるかもしれないけれど、私は上司に意見を伝えたい」
「たとえまわりと異なるメニューでも、私は食べたいものを注文したい」

こうした気持ちに、少しずつ気づけるようになります。たとえ具体的な行動が浮かばなくても、「もっと自分らしく振る舞いたい」というように、心の奥底に隠れていた本音が出てきやすくなっているのです。

自分を主語に問いかけるほど、いい人を演じることから卒業できます。まわりにも本心が伝わるので、信頼関係を築きやすくなります。相手を優先してストレスをため込むこともなくなり、おだやかにすごせる瞬間も増えます。ぜひ意識してみてください。

Point

「本心がわからない人」と思われていては損

私のモヤモヤ史 4

「3カ月でフラれた！」が4回続いて気づいたこと

学生時代の私は、恋愛で何度も同じ失敗をくり返していました。高校から大学にかけて、4回連続で3カ月でフラれた時は、もはや呪《のろ》われているのではないかと思ったほどです。でも、4回も起こったことで、さすがに**「なぜこの現象が起こっているのか」**を考えるようになりました。

その結果わかったのは、**「自分がいい人を演じていること」**でした。相手に嫌われないよう、喜んでもらえるよう、自分の気持ちは抑えて相手に合わせながら関わっていました。最初は好印象を持たれてつき合うことができましたが、しだいに「この人は本当は何を考えているのか？」と疑問や不信感を抱かせてしまっていたのです。

別れを切り出される時の言葉はいつも同じで、「友達としてはいいけれど……」というものでした。**いい人を演じていると、人と深い関係を築く上で、必ず壁に直面します。**私の場合、いい人を演じる恋愛の賞味期限が3カ月だったのです。私自身が、大きく変わるきっかけになったエピソードです。

モヤモヤ 14

「相手の求めに合わせられているか」が気になってしまう

「意見を言おうと思っても、それが相手が求めている答えなのかが気になります。間違っていたらどうしよう……と思い、なかなか発言できないのが悩みです……」

このように、「求められている答えとして合っているのか？」「期待されている答えが出せるのか？」と思い悩んだことは、誰しも一度はあるでしょう。

「相手の求めに合っているのかが気になり、永遠に結論が出ないんです……」

「一度結論を出しても、本当にこれでいいのか気になり堂々めぐりになります」

そうなんです。相手の求めに合わせられているかを気にするほど、いつまでも答えが出ないのです。正解探しをしても、いつまでも正解にたどり着けません。

「合っているかどうか」を気にする背景には、「まわりの目が気になる」ということがあります。上司や同僚、クライアント、友達、家族など、相手の反応を気にすればするほど、「これが相手の求めている答えなのか？」と正解探しをしてしまうのです。

「合っているかな？」「間違っていないかな？」

本来であれは、自分が言いたいことを言い、やりたいようにやればいいのです。自分の気持ちに素直に行動すれば、それが自分にとっての正解です。誰に何と思われようとも、自分の心は満たされ充実感も得られます。

ですが、**まわりを気にするほど、自分以外のところから正解を探そうとしてしま**

います。上司に怒られない意見が正しいと思い込んだり、誰も賛同してくれなければ間違っているのではと思い込んでしまうのです。他の人の意見を聞き、自分の意見に自信が持てなくなってしまうこともあるでしょう。

どれだけ相手のことを考えても、相手の気持ちはわかりません。そして相手の気持ちは、その日の気分によって変わります。昨日と同じ振る舞いをしたのに、昨日は何も言われず今日は指摘を受けることは普通にあるのです。

「これでいいのかと気になり仕事が進まず、気づけば1日が終わっています……」

「相手の求める言葉かどうかが気になり、なかなか友達に連絡できません……」

「合っているかな……」「間違っていないかな……」と考え続けても、答えは出ません。誰もが納得する絶対的な正解はないのです。このままでは必要以上に考えすぎてチャンスを逃してしまったり、無難な選択をしてしまうかもしれません。

もしかしたら子どもの頃から、親や先生の顔色をうかがって正解探しをしていたかもしれません。職場や人間関係など、大人になっても場面を変えて正解探しをし続けてしまう状況は、今すぐにでも抜け出したいところです。

これで解決！

「誰の目を気にしているのだろう？」と声に出してみる

「相手が何を求めているのかを気にしているな」

というように、まずは自分の気持ちをブツブツ声に出しましょう。求められている答えや期待されていることを考えている時ほど、頭の中だけでぐるぐる考え続けてしまいます。

その上で最終的には、「どうしたいのか？」と自分を主語にして問いかけましょう。

「どれだけ声に出しても、相手の求めに合わせられているかどうか気になります」

「自分がしたいことが出てきても、やっぱり正解かどうかを気にしてしまう……」

もしこのような思いが出てきたら、

「私は誰の目を気にしているのだろう？」

と声に出して問いかけてみてください。先ほどもお伝えしたとおり、相手が何を求めているのかが気になる時ほど、まわりにどう思われるかを考えてしまうのです。

具体的に誰の反応を気にしているのか、掘り下げてみてください。特定の相手が出てくることもあれば、同僚、近所の人、世間体など不特定多数を気にしていることもあります。その時々で対象が変わることもあるでしょう。

「部下に見下されたり、バカにされたりしないかを気にしているな……」

「恋人が離れていかないかどうか気にしているな……」

「親に怒られないかどうかを気にしているな……」

漠然と不安に思っている時よりも、誰の目を気にしているのかがわかれば気持ちもスッキリしてきます。仕事やプライベートで現在関わりがある人のことを気にしている場合もあれば、子どもの頃の記憶を思い出すこともあります。

たとえば、自分の思い通りに行動した結果、親にキツく怒られた経験があった場合。今は親と離れて暮らしていたとしても、親に怒られないようにと正解探しをしているケースもあるのです。

「その人の正解」と「私の正解」は違っても当然

誰の反応を気にして正解探しをしているのかがわかれば、冷静に状況を受け止められます。**そして相手のことをどれだけ考えても、相手が何を求めているかはわからないことを思い出しましょう。**

相手にとっての正解が、自分にとっての正解とは限りません。また、相手は自分が幸せになる答えを知っているとも限りません。

「どうしたいのか？」と問いかけ、自分の気持ちに素直に行動することで、モヤモヤは晴れます。自分が幸せだと思える選択ができるようになるのです。

「合っているかどうかを気にしているな……」

「誰の目を気にしているのだろうか」

「本当はどうしたいのか？」

このように、合っているかどうかを気にし始めた時は、ぜひ声に出して問いかけてみてください。

Point

「正解探し」をやり続けなくても大丈夫

モヤモヤ

15

高圧的な人が苦手です……

「いつも命令口調で話しかけてくる人が苦手です……」
「怒られているように感じて、ますます意見が言えなくなります……」
「自分が正しい、あなたが間違っていると言われているような気がします……」

高圧的な人が苦手だという悩みは、年齢や性別を問わずよく寄せられます。苦手意識を持つと、自分を出せなくなったり、人間関係のストレスを感じやすくなるでしょう。

意見がぶつかりケンカになることもあれば、自分ばかりが我慢をしてメンタル的に苦しくなってしまうこともあります。自分をコントロールされているように感じることもありますし、そんな人が身近にいるだけで、つらい日々が続いてしまいますよね。

「その場をやりすごそう……」「環境が変われば乗り切れる……」と思っても、場面を変えて高圧的な相手が現われ続けることがあります。**異動や転職や引越しをしても、なぜか高圧的な人と関わることになる**のです。

もちろん高圧的な態度の背景に愛情や思いやりがあれば、まだ理解できるでしょう。時には厳しく伝える必要があることもありますし、ふだんは優しい人であれば少々高圧的な態度を取られても許せます。

ですが、高圧的な態度を毎回取られれば、愛情や思いやりは感じられません。気分が悪くなったり、「あの人のせいで……」と心の中で恨みや怒りの感情が生まれることもあるでしょう。

ただし、**どれだけ相手にネガティブな感情を抱いても、モヤモヤが晴れるわけではありません**。グチや不満を周囲に吐き出したり、気分転換をしても、高圧的な人に対する苦手意識は消えないのです。

「苦手意識」はどこから生まれる？

実際私も、高圧的な人への苦手意識を持ち続けていました。今でこそ自然体に振る舞えるようになりましたが、子どもの頃から大人になっても高圧的な人と関わることがあり、息苦しさを感じていたのを覚えています。**「何で自分ばかり言われなければいけないのか」**と納得できない気持ちを抱いたこともあります。

たとえば、私は学生時代にいくつかアルバイトをしたのですが、「何でこんなこともわからないの？」など、社員の方から高圧的に来られたことは何度もありました。当時の私はいい人を演じていたので、「申し訳ありません。私の確認不足です」「すぐにやります」など、相手が望んでいると思う言動を取っていました。

また、そんな相手への苦手意識が強まるほど、声が震えたり、うまく言葉が出てこないこともありました。それを受けてさらに強い口調で言われたりと、相手はますます高圧的に振る舞い、それが日常化してしまったのです。

同様の悩みを相談に来られた方から聞くたびに、「悩んでいるのは過去の自分だけではなかったのだ」と再認識しています。

これで解決！
何でそんなに相手が高圧的な態度を取るのか想像してみる

「相手が高圧的な態度を取る原因は何だと思いますか？」

「もしかしたら相手も悩みを抱え、高圧的な振る舞いをしているかもしれません」


相談に来られる方に私がお伝えする言葉ですが、もし高圧的な態度を自分だけでなく他の人にも取っているならば、高圧的に振る舞うその人にも原因はあるのです。推測でかまいませんので、**高圧的な態度を取る心理背景を考えてみることで、一歩引いて冷静に現状を受け止められるようになります。**

「自分の意見に対して何か指摘されるのが怖いから、高圧的な態度で圧倒しようとしているのかも……」
「自分のほうが劣《おと》っているように見られないため、強い口調を使うのではないか」
「思い通りになってほしいと、相手をコントロールしようとしているのかも」
「仕事のストレスを自分で処理できなくなり、周囲に当たっているのかも……」

〈モヤモヤ6〉（52ページ）で「なぜだろう？」と自分の気持ちを掘り下げる大切さをお話ししました。**今回の場合、「なぜ高圧的な態度を取るのだろう？」と相手の気持ちを予想して掘り下げることが、苦手意識の克服にもつながるのです。**

「何を言っても平気」と思わせないために

その一方で、自分の言動が影響して、相手を高圧的にしてしまうこともあります。

たとえば、相手の顔色をうかがって振る舞うほど、自分の気持ちを抑える場面も増えます。あるいは断りたい場面で断らなければ、何でも言う通りに従ってしまうでしょう。

「この人は何を考えているのかわからないな。もっと強く言わないと伝わらないのかもしれないな……」

「この人は何を言っても断らないから、もっと強く言っても大丈夫だな……」

相手にこのような誤解を与え、高圧的な態度を取られてしまうこともあるのです。何より苦手意識は相手に伝わります。相手の目線で考えると、どこか警戒されていたり、距離を取られているように感じてしまいます。「どうして警戒されるの？」「こちらから距離をつめなければ」と思われれば、高圧的な言動となって現われることもあるのでしょう。

「高圧的な態度を取られてモヤモヤするな……」
「高圧的な態度を取る原因が相手にあるとしたら何だろう……」
「もし自分の言動が影響しているとしたら何だろう……」

声に出しながら振り返るうちに、モヤモヤも落ち着きます。そして最後は「どうしたいのか？」と問いかけ、自分の気持ちを明らかにしましょう。どのように関わりたいかに気づけるなど、自分の言動が変わり始めます。

そして自分の言動が変われば相手の反応も変わるので、高圧的な人への苦手意識に悩み続けることもなくなっていきます。

Point

態度をちょっと変えてみると反応も変わる

モヤモヤ

16 何かあると自分を責めてしまいます……

「起こる出来事に対して、自分が悪いのではと考えがちです」
「仕事で問題が発生すると、自分の責任だと考え続けてしまいます……」
「心の中で自分にダメ出しをするのがクセになっています……」

「こんなこともできないのか……」「自分には無理ではないか……」「また怒られてしまった……」というように、自分を責めてしまい悩んでいる人が多くいます。

これは「自責思考」とも言いますが、**自分を責めるのは自分自身を攻撃しているようなもの**です。自分を否定したりダメ出しをするほど、心がダメージを受け、つらくなるだけです。自分を責め続けたい人など、どう考えてもいませんよね。

「もう失敗してはいけないと思うほど、なぜかまた失敗してしまう……」
「すぐに落ち込んでしまうので、相手にあきれられているかも……」

このような気持ちを抱く時も、実は心の奥で自分を責めていることがあります。自分にプレッシャーをかけてしまったり、相手の反応が気になってしまうので、ネガティブな気持ちを引きずりがちになります。

また、人間関係においても、何かにつけて自分を責めているとうまくいきません。どう接していいかわからないと感じさせたり、相手をイライラさせてしまうこともあるでしょう。

自分を責めることで、「反省しているんだな」と相手に思われ、一時的に評価が上がることもあるでしょう。ですが何度も自分を責めていれば、関わりにくい人だと思われてしまうかもしれません。

「どうして自分は……」という気持ちが湧いてきたら「自分を責める気持ちを、まずは自分で声に出してみましょう」

私が相談に来られる方に必ずお伝えする言葉です。自分を責めている時ほど、声に出さず頭の中でぐるぐると責め続けているのです。頭の中でネガティブな気持ちが堂々めぐりをしています。

「自分が悪いな……」

「自分のせいで……」

「どうして自分にはできないのか……」

といった気持ちも、ブツブツと声に出しながら受け止めることが大切です。「自分を責めてしまう気持ちも、声に出すうちに心がフッと軽くなってきました」という声もよく寄せられます。

「自分のせいだと声に出すと、かえって自分はダメだと思ってしまうのでは？」

このような質問はよく寄せられますし、瞬間的には自分を責めてしまうこともあるでしょう。ですが声に出すうちに、「私は『自分のせいだ』と思っているな」と客観的な視点に立つこともできます。

これについては人間関係を例に、その背景を解きほぐしてみましょう。


これで解決！

自分と相手、それぞれの原因を推測してみる

自分を責めてしまった出来事に対して、自分と相手それぞれの原因を振り返ってみてください。自分を責めているので、自分の原因を振り返ることはできているかもしれません。自分だけでなく、相手の原因も振り返るのです。仕事であれば職場全体の原因を振り返ってみてもいいでしょう。

「もし仕事で上司に指摘をされた原因が、自分にあるとしたら何だろう？」
「もし仕事で上司に指摘をされた原因が、上司（相手）にあるとしたら何だろう？」

たとえば、仕事で指摘を受けて自分を責めているならば、このように問いかけてみてください。自分と相手どちらか一方ではなく、両方の視点から振り返ってみることが大切です。

「自分だけのせい」にしなくていい

人間関係なので、自分と相手がいて成り立ちます。どちらか一方の視点だけで振り返っていると、いつまでも悩みが解決しないことがあるのです。

自分を責めがちな人ほど、自分にばかり原因を求めてしまいます。これでは物事の本質に気づけません。天びんのバランスが崩れているような感覚です。

「自分だけで背負わなくて大丈夫ですよ」と伝えることもありますが、自分だけに原因を求め続けても苦しいだけです。


「上司の仕事量が多くて、心に余裕がなかったのかも……」

「上司が朝に夫婦ゲンカをして機嫌が悪かったのかも……」

「プロジェクトリーダーに任命され、上司も責任を背負い込んでいるのかも……」


実際にそうなのかどうかは気にしなくて大丈夫です。推測でかまいません。相手の原因を振り返ることで気持ちが落ち着き、現状を冷静に受け止められるようになります。

「自分のせいだと思い続けていれば、相手にそれ以上怒られたり、責められることがないからラクだと思っていたことに気づけました。たとえば『申し訳ありません』というように、自分に原因があるように伝えれば、反省していると思われ、相手の追及がトーンダウンしたり、火に油を注ぐこともありませんでした。

自分を責めるのはつらいですが、相手に怒られたりダメ出しをされるのはそれ以上にショックで傷つくと思い込んでいました。そのため自分を守るために、自分のせいだと思い、実際の振る舞いにも現われていたのだと思います」

自分と相手それぞれの原因を振り返る中で、こうした気づきを得る方も多くいます。自分を責めるのは苦しいものの、実は自分にとって一時的にはメリットがあるかもしれません。

自分と相手それぞれの原因を振り返った後は、「私はどうしたいのか？」と問いかけましょう。最後は自分を主語にして問いかけることで、モヤモヤが晴れ、自分が納得する行動を選択できるようになります。いつまでも自分を責めることもなくなります。

Point

「自分を守ろう」としすぎているかも

モヤモヤ17

「完璧主義」をやめたいです……

「完璧にやらなければ、と自分を追い込んで息切れしています」

「必要以上に高い目標を立ててしまうので、いつも自分を認められません……」

「立場や役職を気にして、するべきことばかり頭に浮かび疲れてしまいます……」

仕事でもプライベートでも、完璧主義に悩む人が多くいます。「〜しなきゃ」「〜するべき」といった言葉が浮かび、完璧な状態を求め続けてしまうのです。

完璧さを求めるのは、決して悪いことではありません。ただし完璧「主義」という言葉の通り、すべてにおいて完璧さを求めすぎると苦しくなります。**何事においても、やりすぎている状態は自分に反動が返ってくる**のです。

たとえば、お酒を飲みすぎれば二日酔いになったり、健康にも悪影響を及ぼしてしまうかもしれません。寝すぎれば頭がボーッとしてしまうでしょう。気を使いすぎれば疲れてしまいます。

完璧さを求めすぎると、日常のさまざまな場面で問題が発生してしまいます。**人間関係に当てはめれば、周囲にも完璧さを求めるあまり衝突してしまうこともあります。**「もっとていねいに仕事をしてほしい」「どうしてこんなこともわからないのか?」というように、相手への当たりが厳しくなってしまうのです。これでは関係は悪化します。

「できていない点」が気になる時は

あるいは完璧さを求めるほど、自分の気持ちがわからなくなります。「これをやるべき」「あれをやらなきゃ」と、常に何かに追われているようなものです。本当に大切なものを脇に置き、ひたすら目の前のことにとらわれてしまいます。
また、完璧さを求めるほど自分で目標を高く設定し、「まだ目標を達成していない」というように、できていない点にばかり意識が向いてしまうこともあるのです。

「完璧にやらなきゃと思っても、終わりがないように感じます……」

こうした悩みが寄せられることもありますが、まさにその通りです。**どれだけ完璧さを追求しても、どこまでやれば完璧にできたかはわからない**のです。時間をかければ完璧にできるとは限らないですし、どれだけ完璧に準備をしたと思っても、予期せぬ指摘を受けてしまうこともあります。

「残業もして、休日も仕事を持ち帰り、週明けの会議のプレゼン資料を練り込んだ。何度もチェックをくり返したものの、本当に完璧なのか最後まで不安は消えず、家族にもあせりやイライラをぶつけてしまった。やれるだけやって発表をしたものの、想定外の意見に対応できずに落ち込み、自分が情けなくなってしまった」

完璧さを求めれば求めるほど、モヤモヤは消えず生きづらさを感じてしまうこともあるのです。

これで解決！「しなきゃ／するべき」を「したい」に変換してみる

「一人で頑張らなければいけない」
「上司として弱みを見せずに振る舞うべきだ」
「親として子どもの気持ちを常に優先するべきだ」

完璧主義で悩んでいる人は無意識のうちに、「しなきゃ」「するべき」を口グセのように使っています。だからこそ大事なのが、「自分がどうしたいのか？」と問いかけること。

語尾が「しなきゃ」「するべき」になっているので、「したい」に変換しましょう。

自分を主語にして問いかけ直すのです。

「いやいや、私はどうしたいのか？」

「こうするべきだと思っているけれど、本当は私はどうしたいのか？」

完璧主義の一面が出てくる時ほど、自分の気持ちにフタをしています。自分がしたいことではなく、まわりの目を気にして行動してしまうのです。特定の誰かのことを気にしたり、立場や役職を気にしすぎてしまうのです。

「しなきゃいけないこと」や「するべきこと」は、自分が「したいこと」と違います。やりたいことと同じだけのエネルギーは注げませんし、どこかで無理をしてしまうのです。

「本当はどうしたいんだっけ？」

「自分がしたいことをしていいのだろうか……？」
「もしうまくいかなかったらどうしよう……」

こうした気持ちが浮かぶかもしれませんが、大丈夫です。「しなきゃ」「するべき」の前に、自分がしたいことに気づくだけでも、新たなアイデアが浮かんだり、モヤモヤが晴れます。**完璧主義で行動するよりも、自分の気持ちに素直に行動したほうが物事がスムーズに進み、成果も出ることは意外と多いのです。**

もしうまくいかなくても、「自分がしたいと思って行動に移せた」と納得しやすいですし、いつまでも後悔を引きずることもありません。

どうしても自分の気持ちを我慢しなければいけない場面が訪れても、「本当はこれがしたいと思っているな」とあらかじめ気づけているので、モヤモヤせずに目の前の物事に取り組めます。

これまで相談に来られた方の傾向では、完璧主義で悩んでいる人ほど、「しなきゃ」「するべき」が染《し》みついています。「私はこうしたい」と思えても、次の瞬間には「でもこうするべきだ」「あれもしなきゃいけない」と考え始めてしまうことが多いのです。**「しなきゃ」や「するべき」が浮かんだら、そのつど声に出して立ち止まりましょう。**

「今、『しなきゃ』が出てきたな」

「本当はどうしたいんだっけ？」

と問いかけることで、完璧主義に悩む状況は抜け出せます。

「『したい』に変換できなかった……」と、完璧にできずに落ち込まなくて大丈夫です。できた点や成果に意識を向けながら、完璧主義から抜け出していきましょう。

Point

そこまでやってしまうのはなぜ？

モヤモヤ 18

本音を話そうとすると涙が流れてしまいます……

「自分の気持ちを伝えようとすると、涙が流れそうになります。うまく言葉が出てこなくて、声が震えたり目元が熱くなってしまいます。こらえきれず泣いてしまった時は、気まずい雰囲気になってしまいます。仕事、恋愛、友人関係など、あらゆる場面で起こる現象なので何とかしたいです……」

本音を話そうとすると、言葉より先に涙が流れてしまったり、言葉と同時に涙が流れてしまう。

こうした悩みは年齢や性別を問わず、多くの方から寄せられます。子ども時代の私も、同じ現象で悩んでいたので、気持ちはよく理解できます。

中学生の頃に先生から怒られて、「伊庭くんの考えを伝えてほしい」と言われた時も、言葉より先に涙が流れてしまいました。何を言いたいのかが伝わらず、結局その場はやりすごしたのですが、自分が情けなくなったことを今でも覚えています。

そういう時は、別に泣きたいわけではないと思います。泣かずに何か言えたら一番ですが、理由もわからず涙が流れてしまうのです。泣いてしまえば相手を困らせてしまいますし、しだいに信頼を失ってしまうこともあるでしょう。

涙が出るのは今の自分に必要なことです

涙とは、感情があふれ出した時に出てくるものです。感動した時に涙を流すこともあるでしょうし、ショックや怒りで涙を流すこともあります。

つまり**本音を話そうとして涙が流れそうになるのも、心の中で何かしらの感情があふれ出している**のです。

「怒られたり批判されたらどうしよう……」
「相手が離れてしまったらどうしよう……」
「うまく言葉で伝えられるか不安だな……」

このように、不安や怖れの感情が背景にあることが多く、また、過去に本音を伝えてうまくいかなかった記憶を引きずっていることもあります。

実際、相談に来られる方の中でも、私と話す中で涙を流すことはあります。「どんな悩みがありますか？」と質問をして、次の瞬間には泣きながら話をする人もいますし、話の途中で急に涙が流れる人もいます。今まで心の奥底にため込んできた感情が、涙と一緒にあふれ出したのだと思います。

「涙を流してすみませんでした」と謝られることもありますが、泣くのは全然悪いことではないので、「何も気にしていませんよ。きっと今の自分にとって必要なことだったのでしょうね」とお伝えしています。

これで解決！

まずは一人で、本音を声に出してみる

いきなり誰かに気持ちを伝えようとすると、涙が流れてしまうことがあります。「泣かないようにしたい」と思っても、不意に涙が流れることもあるのです。

ここで大事なのが、まずは人に言う前に、自分で本音を声に出すこと。その時にもし涙が流れても、まわりには誰もいないので安心ですし、自分の感情を受け止めることもできます。

本音を話そうとした時に泣いてしまいそうになる時ほど、そもそも本音を言葉に出してこなかった可能性があります。これまで何度かお伝えしたように、私たち人間は頭の中でぐるぐる考えるほど、ネガティブ思考が強まる習性があります。言いたいことがあっても、実際に言葉にせず心の中で思っているだけでは、ネガティブ

な感情が膨張してしまうのです。いざ相手に伝えようとした時に、ため込んだネガティブな感情も一緒にあふれ出すので、涙が流れてしまうのです。

「ひとり言ブツブツ」の効果

まずは本音を言葉に出すことに慣れること。これこそ現状を好転させるヒケツです。そのためにも、声に出す機会を意識的に作っていきましょう。

ひとり言でかまいませんので、自分の気持ちをブツブツ声に出しましょう。「うまく本音を言葉にできるかな……」と思っても大丈夫です。うまいかどうかは気にせず、どんな言葉が口から出てきても大丈夫です。

「本当はこんなことを言いたいんだな……」
「相手の反応を気にして不安な気持ちでいっぱいだったな……」

もし、自分で本音を声に出す中で涙が流れても気にしないでください。涙は自分の感情があふれ出したものなので、我慢せずそのまま泣いてしまうことで、本音がスムーズに口から出てくるようになります。

涙が流れるほど、前にもお話しした「心の便秘」が解消されている状態です。自分で声に出す過程で流した涙は、いざ相手に本音を伝えようとした時に、泣かずに堂々と伝えられる自分に変わるために必要なものです。

逆に、相手にいきなり本音を伝えて涙が流れてしまえば、「人前で泣いてしまった……」とネガティブな感情が生まれるので、ますます「心の便秘」が悪化してしまいます。

「本音をいきなり相手に伝えず、まずは自分で声に出してみること。その過程で流れた涙も、止めずに声に出しながら受け止めること」

この点を意識するほど、しだいに涙を流さずに自分の気持ちを素直に伝えられるようになります。どんな言葉でも大丈夫ですので、まずは自分で自分の気持ちを声に出していきましょう。

Point

「堂々と気持ちが伝えられる自分」になる練習法がある

Column

3　どうしても声に出せない時は、「あ〜」と言ってみよう

このコラムの見出しを見て、「いったいどういうこと？」と思われたかもしれません。

自分で自分の気持ちを声に出すことが、モヤモヤの解消につながることは、これまで何度もお伝えしました。ただし、**実際に声に出そうとしても、言葉が出てこない人もいる**のです。この場合、声に出す内容を頭の中で考え込んでしまったり、声に出して自分の感情に気づくのを、無意識のうちに怖がっている可能性があります。

「声に出そうと思ってもうまく言葉が出てこない」と思った時は、まず、「あ〜」と声に出してみてください。何も考えず、ただ「あ〜」とひとり言をつぶやくのです。

「あ〜」という言葉に意味はありませんが、声に出すうちに「心の便秘」が解消へ向かいます。**何も声に出さないよりも、何かしら声に出したほうがはるかにいい**のです。

10秒、1分と、ただ「あ〜」とつぶやくのを続けてみてください。寝る前でも、お風呂の中でも、一人になれる場所ならどこでも大丈夫です。1日のうちに何度も声に出してもいいでしょう。

声に出した後は、胸のつかえが取れたような、スッキリした感覚が生まれるかもしれません。

「あ〜あ、仕事でやらかしてしまったよ……」

「あ〜、何だかうまく言葉にできないけど悲しいな……」

このように心が整理される中で、モヤモヤしている気持ちを具体的に声に出せたり、「どうしたいのか？」と問いかけやすくもなるのです。

「なかなか声に出せない……」と思う時があれば、「あ〜」とひたすら声に出してみてください。自分が聞こえるくらいの声量で大丈夫です。

4章

「もう一つ別の自分」にビックリ、感動。

～人に強い、固まらない、いちいち気にならない～

モヤモヤ19

人前で発言する時に緊張してしまいます……

「会議でプレゼンをする時に緊張してしまう……」
「初対面の相手と話す時は、うまく言葉が出てこない……」
「上司に仕事の報告をするだけなのに、毎回ドキドキしてしまう……」

目の前の相手でも、複数の人に向けてでも、いざ発言しようと思った時に緊張してしまうことは誰しもあります。緊張を一切しない人はいないでしょうが、緊張感が高まるほど物事はうまくいきません。

言葉が出てこなくなったり、何を話しているのかわからなくなったり、逆に話しすぎて収拾《しゅうしゅう》がつかなくなったりすれば、その後に待っているのは自己嫌悪です。

「何であんなことを言ってしまったのか……」
「きっと評価が下がっただろうな……」

別に話し上手にならなくてもいいと思いますが、緊張に飲まれず堂々と振る舞えるようになれれば理想的ですよね。役職や仕事内容、環境が変わっても、緊張してしまう場面は訪れるでしょうし、緊張にうまく対処できるようになる必要はあるでしょう。

緊張していることに気づいたら

「緊張しているな……と、まずは自分で声に出してください」

相談に来られる方へ、私が必ず伝える言葉です。緊張している自分に気づいたら、その気持ちをそのまま声に出すのです。実は緊張している時ほど、声に出すことを忘れてしまっています。

〈モヤモヤ1〉(18ページ)でもお話しした通り、私たち人間は、頭の中だけでぐるぐると考えるほど、ネガティブな気持ちが増大する習性があります。

つまり緊張している状態も、声に出さずにいれば緊張がますます高まるのです。「緊張しているな」と頭の中で認識するだけでは、緊張に飲まれてしまいます。

「今、緊張しているな。なぜ緊張しているのだろうか?」
「まわりの反応が気になったり、失敗を怖れているのかもしれないな……」
「今から、私はどうしたいのか?」

このように、緊張していることを声に出しながら、今までくり返し取り組んできた「自分への問いかけ」を実行します。最終的には「どうしたいのか?」と自分を主語に問いかけることで、緊張に心が支配される状況は抜け出せます。緊張とうまくつき合えるようになるのです。

とはいえ、緊張が落ち着いたところで、実際に発言する場面は訪れるでしょう。「どうすれば自分が望んだ結果を出しやすいのか？」――具体的な方法をお伝えします。

これで解決！ 声に出して一人リハーサルを実施する

もし発言の機会が事前にわかっているなら、声に出しながら一人でリハーサルを実施しましょう。プレゼン予定の内容を通しで声に出したり、事前に話す内容を声に出して練習したり、仕事の報告内容をブツブツ声に出してみるのです。

頭の中でリハーサルをする人はいますが、**実際に声に出して行なうのがポイント**

です。先ほどもお伝えした通り、緊張する時ほど声に出さず、頭の中だけで考え続けてしまいます。事前のリハーサルで声に出さなければ、緊張は消えないのです。

プレゼンや初対面の人との会話、上司への報告などの緊張する場面では、実際に声に出して発言をするわけです。ですので、声に出さずにリハーサルをしても、十分に緊張が消えるとはいえません。事前に声に出してリハーサルをすることで、本番を迎えた時も落ち着いて発言しやすくなるのです。

「でも、発表まで時間がない。もう10分しか準備の時間が取れないんだ……」

このように思う場面もあるでしょうが、**5分でも10分でもいいので、事前に発言内容をできる限り声に出して読んでみてください。**

その場で声に出してもいいですし、トイレに席を立ったり近場を歩きながら声に出してもいいです。自分に聞こえるくらいの声で、ブツブツ声に出しておくことで、緊張に対処できます。

■「イレギュラー」なことが起こっても

ちなみに私がこの効果に気づいたのは、高校生に世界史を教えていた時です。授業内容を声に出しながらリハーサルをすると、本番でも堂々と授業ができるのです。イレギュラーな事態が発生しても必要以上に動揺せず対処できました。「事前に声に出してリハーサルをしたぞ」という安心感も生まれます。

一方で、事前に声に出さずに授業を迎えた時は、申し訳なさを感じるほどうまく話せなかったことを今でも覚えています。

この経験を活かし、以前に心理学のセミナーを実施した時も、声に出しながら内容を確認しました。「この言葉はわかりにくいな」「この内容を追加したいな」というように、声に出すことで改善点に気づけ、さらにいい内容にもできます。

もちろん事前に準備できないこともあります。たとえば会議の場で、「あなたはどう思いますか?」と名指しされることもあるでしょう。この場合も、ふだんから声に出すことを習慣化していれば、多少は動揺することがあっても滞《とどこお》りなく意見が言えるようになります。

「私はこう思います」「この点が大事だと考えています」など、**ひと言でも大丈夫**です。とっさに発言を求められた時に、「ちゃんとした発言をしないと……」と考えるほど、何を言っているのかわからなくなってしまいがちですからね。

人前で発言する時に緊張してしまった時は、ぜひ今回の話を思い出し、声に出すことを実践してみてください。

Point

「声に出しておく」と安心感は大違い

モヤモヤ

20 意見を求められると固まってしまいます……

「意見を言おうとしても言葉が出てこず、何も言えなくなってしまう」

「意見を求められると、頭が真っ白になってしまいます」

実はこうした相談は、年齢や性別や役職を問わず、私の元に日常的に寄せられる仕事の悩みの一つです。

事前に意見を考えてきたのに、いざ会議の場面になると頭が真っ白になってしまったり、口から言葉が出てこず固まってしまうことがあります。あるいは急に意見を求められ、何も浮かばず、黙り込んでしまうこともあります。

「まわりから白い目で見られているような気がして恥ずかしい」
「周囲からの信頼を失っている気がして心苦しい」
「固まってしまう自分が情けない」

意見が言えずに固まる状況が続いても、事態は好転しません。仕事をしていれば意見を求められる場面は必ずと言っていいほど訪れますし、成果に直結する瞬間もあるでしょう。そんな中で黙り込む状況が続けば心苦しいでしょう。

話す前に「考えすぎ」ていませんか？

「上司が変われば……」「異動すれば……」「役職が上がれば……」というように、環境が変われば仕事の悩みも解決すると思い込んでいる人もいます。ですが環境が変わっても自分自身が変わらないと、同じ悩みがくり返されてしまいます。**相手や場面を変えて、同じような状況が訪れてしまう**のです。

「相手にどう思われるのかが気になって言葉が出てこない」
「間違えたり、怒られたりするのを怖がってしまう……」
「完璧な回答をしなければいけないと思っている……」

意見を求められて固まってしまう時ほど、こうした気持ちが頭の中で浮かびます。**頭の中で考えをめぐらせるのがクセになり、「いや〜」「え〜っと」「あの〜」といった言葉しか出てこなくなる**のです。

私たちは1日の多くを働きながらすごしています。睡眠時間を除けば、1日の半分近くを働いている人もいるでしょう。仕事に対してネガティブな気持ちを抱き続けるほど、毎日が憂うつに感じてしまいます。

「仕事が大好き！」「仕事が楽しい！」という状態だけがいいと私は思いません。ストレスをため込まずに働けたり、おだやかな気持ちで働けるようになるのも理想的だと私は考えています。そのためにも現状から抜け出す必要があるのです。

これで解決！

「私はこうしたいのですが、どう思いますか？」と伝えてみる

「意見が言えず、固まってしまうな」
「なぜ意見が口から出てこないのだろうか……」
「本当はどうしたいのか？」

意見が出てこずに固まってしまう悩みについても、これまで通り自分の気持ちを声に出すことから始めます。

その上で最終的には、「どうしたいのか？」と自分を主語に問いかけます。すると、言いたいことが出てきたりと、自分の気持ちに気づけます。

もちろん意見を求められた瞬間に、これらの内容を声に出すことは難しいと思います。意見を求められて固まってしまう状況が訪れた後に、声に出しながら自分の気持ちを整理することができればＯＫです。

この発言で自分も相手も満足度UP

「何が言いたいのかに気づけたけど、いざ相手を目の前にして言えるか不安だ」

「意見を否定された時に固まってしまったらどうしよう……」

どれだけ自分の気持ちを声に出したり、「どうしたいのか？」を問いかけても、実際にどのように意見を言えばいいのかモヤモヤしてしまう時もあるでしょう。そんな時に私は、次の言葉を使って意見を言うことをオススメしています。

「私はこうしたい（こう思う）のですが、あなたはどう思いますか？」

このように、自分の意見は伝えつつ、相手の意見もうかがうのです。**特に相手の反応が不安な場合は、相手にも意見を求める言葉をつけ加えればいい**のです。「○

○部長はどう思われますか？」というように意見を聞くことで、相手も自分の意見を踏まえて気づいたことを伝えてくれる可能性が高まります。相手の意見もうかがうことが、自分の意見を伝える上でクッションになってくれるのです。

一方で「私はこうしたい（こう思う）」と、先に自分の意見を伝えているのでスッキリします。**「意見が言えなかった」とネガティブになることもなくなります。**

どのような結果になっても、自分の意見が言えたことに対しては納得でき、前向きに受け止められます。この点を意識していくことで、意見を求められて固まってしまうことが、着実になくなっていくでしょう。

相手からも、「この人は何を考えているのかわからないな」と思われることはないでしょうし、意見を伝え合いながら信頼関係を築くこともできます。

Point

ひと言加えるとラクに話せる

モヤモヤ 21

ついカッとなって言いすぎてしまいます……

「部下の仕事ぶりに、つい強い口調で言いすぎてしまいます」
「イライラしたり思うように進めない時には、ついカッとしてしまいます」
「言いすぎた後に、気まずい雰囲気になるのが心苦しいです……」

仕事をしていれば、ついカッとなってしまう場面に遭遇《そうぐう》することは、誰しも一度や二度はあるでしょう。予期せぬ事態が発生したり、周囲の言動にイライラしたり、締め切りに追われている時ほど、心に余裕がなくなり何かの拍子にカッとなってしまうことがあります。

「どうしてこんなことも理解できないの？」

「そんなこと、指示してないよね？」

「私の気持ちもわかってほしい」


カッとなった時に出てくる言葉の一例ですが、カッとなっても状況は好転せず、むしろ悪化してしまいます。部下が萎縮《いしゅく》してしまったり、反発されて険悪な関係になったり、仕事が進めにくくなってしまうのです。

誰だって気持ちを爆発させたいわけじゃない

「部下の反応が冷たくなり、明らかに私を避けている気がする」

「周囲が私に気を使って接しているのがわかってつらい」


異動や転職をしても、昇進したり役職が上がっても、カッとなってしまうことで直面する問題はくり返されてしまいます。そして過去に相談に来られた方を振り返っても、誰も本当はカッとなりたいわけではありません。

「気づけば言いすぎてしまう……」
「頭ではわかっているのに、ついイライラした口調になってしまう……」

このように、自分でもどうすればいいのか悩んでいることが多いのです。「どうしたいのか？」を問いかける大切さはこれまでお伝えしてきましたが、「カッとなりたい！」という人はいません。

そして、職場でカッとなった気持ちを、プライベートに持ち込んでしまうこともあります。帰宅後に家族に当たってしまったり、モヤモヤを引きずり何も手につかなくなってしまうことがあるのです。

カッとなる状況が続けば、自分にもまわりにもいいことはありません。しだいに仕事のパフォーマンスにも影響を及ぼしてしまうのです。

これで解決！

カッとなった気持ちを声にして表わしてみる

カッとなりがちな人ほど、ふだんから自分の気持ちを自分で声に出していません。自分で声に出すのではなく、いきなり相手にぶつけている状態です。

相手に伝えるうちにヒートアップし、怒りをぶつけたり強い剣幕《けんまく》でまくし立ててしまうこともあるのです。

相手に伝えれば瞬間的にスッキリするかもしれませんが、相手はいい気持ちにはならないでしょう。「何でカッとなってしまったのか……」と、後悔の気持ちも生まれるでしょう。

カッとなった気持ちも、まずは自分で声に出すことを意識してください。ふだんからひとり言をつぶやきながら、いきなり相手にカッとならないようにするのです。

「今、イライラしているな」

「カッとなっている原因は何だろうか？」

「同時に二つの仕事を依頼されて、精神的に余裕がなくなっているな……」


このように自分で自分の気持ちを声に出すことで、しだいに気持ちが落ち着きます。たかぶった気持ちをそのまま周囲にぶつけずに、ひと呼吸を置けるようになるのです。


「今までなら強く言いすぎてしまう場面でも、冷静に対応できるようになりました」

「同僚の気持ちを推測し、寄り添いながら関われるようになりました」

「ダメ出しばかりしていたのがウソのように、いい部分をほめられるようになりました」

ふだんから自分で自分の気持ちを声に出すことで、カッとなっても相手にいきなりぶつけることがなくなります。「どうしたいのか?」と自分を主語に問いかけ、前向きなコミュニケーションが取れるようになり、モヤモヤを引きずることもなくなります。

もし、言いすぎてしまっても

「自分で自分の気持ちを声に出す前に、相手にイライラをぶつけてしまった……」

特に実践を始めた段階で多く寄せられる質問ですが、最初のうちは意識をしていても、周囲に言いすぎてしまうこともあるでしょう。**そんな時は言いすぎた直後に、自分で声に出しながら振り返ってください。**

「本当はどうしたかったのか?」と自分に問いかけることで、次に似たような場面に直面した時は、相手に言いすぎず対応できるようになります。たとえば、「本当は相手の行動の背景を先に確認したかったので、次はカッとならずに相手に質問をしてみよう」

と、次に活かせる振り返りができるのです。

カッとなることがあっても、直後に声に出して振り返るのをくり返すうちに、しだいにカッとなった気持ちを相手にぶつけてしまうこともなくなります。この点も、ぜひ意識をしてみてください。

Point

「気づいたら声に出す」で徐々によくなっていく

モヤモヤ 22

メールを1通送るのに時間がかかりすぎてしまいます……

「メールに書く内容を考えているうちに午前中が終わってしまった」
「返信したい内容がうまく表現できず、文面をまとめるのに1時間も経過してしまった」
「メールの内容をどうするか結論が出せず、しだいに頭が重たくなってきた」

実はこうした相談は、私の元に非常によく寄せられます。仕事のメールだけでなく、プライベートでもLINEやメールを送るのに時間がかかりすぎてしまうという声も結構あります。メールの内容に悩むほど疲れてしまいますし、送信した後にモヤモヤした気持ちが襲ってくることが多いのです。

「あの内容でよかったのかな……」
「気を悪くしたらどうしよう……」
「返信が遅いけど、何かあったのかな……」

このように、あることないこと想像をめぐらせ、ネガティブな気持ちが増大するのです。メールを送るたびに時間がかかりすぎれば仕事にも悪影響が及びますし、精神的につらくなってしまいます。また、特定の相手へのメールだけ時間がかかりすぎてしまうこともあります。

「相手にどう思われるのかを気にしていると、メールの作成に時間がかかってしまいますよ」

私がよくお伝えする言葉ですが、時間がかかりすぎてしまう時ほど、相手の反応を気にしているのです。相手にどう思われるかが気になるほど、文面がまとまらなかったり、何度もメールの内容をチェックしてしまいます。

「この文面を読んだらどう思うだろう」と気になる時

「この返信内容で相手は満足するだろうか……」
「失礼のない文面になっているだろうか……」

たとえば、こうした気持ちも、相手の反応を気にしているほど生まれます。どれだけ相手のことを考えても、相手がどう思うかはわかりません。時間をかけて作成したメールであっても、相手に必ずいい印象を残すかはわからないのです。過去の私も、送信前から送信後に渡り、相手の反応が気になりモヤモヤした経験があります。「ムダに時間を使っている」と思う瞬間もあり、疲れを感じていたものです。

メールの作成に時間をかけるほど、他の仕事にもしわ寄せが生まれます。勤務時間内に仕事が終わらなかったり、モヤモヤをプライベートに引きずることも出てきます。

もちろん、一切何も考えずにメールを作成することはないでしょうが、相手にどう思われるかを気にしすぎず、スムーズに仕事が進むようになれば理想的なのは確かです。メールのたびに相手の反応を気にして消耗《しょうもう》してしまうこともなくなります。

これで解決！

メール文を声に出しながら作成してみる

実はここでも、声に出すことが悩みの解決に役立ちます。**メールを作成する時に、自分の気持ちをブツブツ声に出してみてください。**

「上司からのメールを読んで、どんな返信をしようか……」

「いや、この文面は違うな……言いたいことがまとまっていないな」

「今モヤモヤしているのはなぜだろう？　意図しない方向に進んでいるかも……」

「自分は何を伝えたいのだろうか？　そして具体的にどんな文面にしたいのだろうか？」


このように、**頭の中で浮かんだ気持ちを、そのまま声に出す**のです。場合によっては、メールの文章をそのままブツブツ声に出しながら打ち込むのもいいでしょう。

メールの作成に時間がかかりすぎる人の多くが、声に出さず頭の中だけで内容を考えがちです。相手にどう思われるのかを気にする気持ちも、声に出さずにいると増大してしまいます。〈コラム②〉（103ページ）で、紙に書いても気持ちがスッキリしない理由をお話ししましたが、メールも紙に書くのと同じで、作成中に相手のことを無意識に考えてしまいます。どんな言葉であっても、自分の気持ちを全部声に出す意識でメールを作成すると、今までよりも時間がかからなくなりますし、伝えたいことを十分に反映させることもできるのです。

「職場でブツブツ声に出すのは恥ずかしいです……」

こうした質問も寄せられますが、何も室内に響き渡るような大きさで声に出す必要はありません。〈モヤモヤ2〉（26ページ）でもお話ししましたが、「シーンとした職場で声に出すのはちょっと……」と思われた場合は、まずは給湯室やトイレなどに行き口に出してみたり、口パクをするくらいの本当に小さな声に出してみるのもOKです。

「声に出すことを意識しただけで、メールの作成に以前ほど時間がかからなくなりました！」という声は、業種を問わず多くの方から寄せられているのです。

一番の「時短」になるポイント

ちなみに、ひとり言をつぶやきながら仕事をしている人を一度は見たことがあるかもしれませんが、声に出すという観点から見れば、モヤモヤをため込まず、仕事のスピードが上がりやすいといえます。

実際私も、本やブログなどの原稿を書いたり、メールのやり取りをする際には、ブツブツ声に出しながら行なっています。たとえば、以前まではブログの記事を1本書くのに1時間近くかかっていましたが、声に出しながらブログを書くようになってからは、30分ほどで書き終えられるようになりました。

「それだけでいいの?」と思われたかもしれませんが、声に出しながらメールを作成する効果は大きいものです。メールだけでなく、資料作成など仕事のさまざまな場面でも活用できる方法です。まずは、**自分で自分の気持ちを声に出しながらメールを作成すること**を、試してみてください。

Point

「書きたいこと」はひとり言をつぶやきながら

モヤモヤ
23 職場で怒られると泣いてしまいます……

「上司やクライアントに怒られると泣いてしまいます。その場では我慢して、一人の時に泣くこともあれば、その場で不意に涙が流れてしまうこともあります。相手を困らせているような気分にもなりますし、大人なのにと情けない気分にもなります。動揺して仕事に集中できず、翌日以降に引きずることもあります……」

怒られた時に泣いてしまうという相談も、性別や年齢、役職を問わず定期的に寄せられます。モヤモヤした気持ちを仕事で引きずってしまうのは苦しいですし、泣いてしまう状況は早く解決したいですよね。

〈モヤモヤ18〉（144ページ）でも取り上げましたが、涙が流れるのは決して悪いことではありません。悔しさ、悲しさ、怒りなど、さまざまな感情が涙となってあふれ出した状態です。ただし怒られて泣いてしまう状況が続いているならば、仕事においてネガティブな影響を与えているかもしれません。

「怒られたこと」をマイナスに受け取らなくていい

たとえば**「怒られた＝悪いことをしてしまった」と思い込んでいると、怒られた時にショックで涙を流しやすくなります。**あるいは怒られることを怖がっていると、相手が怒っている様子を見て怖くなり、涙が流れてしまうこともあります。

ただし、**決して相手も、こちらのことが嫌いで怒っているとは限りません。**期待しているから怒ることもあれば、真剣さを一層伝えるために怒ることもあるでしょう。もし同じミスをしたら、クライアントに迷惑をかけてしまうと上司が判断すれば、ミスをくり返さないために強い口調で叱ることもあるのです。

ですが、怒られて泣くのをくり返せば、相手もどう関わればいいかわからなくなってしまいます。「扱いにくいな……」と思わせてしまったり、信頼して仕事を任せられないと感じさせてしまうかもしれません。

何より怒られて泣いてしまっていると、職場の人間関係に苦手意識を感じるようになります。「また怒られたらどうしよう……」と思って萎縮してしまえば、常に気を使ったり意見が言えなくなってしまうこともあります。

「また怒られて泣きそうになった……なぜ泣きそうになったのだろうか?」

このように、まずは自分で自分の気持ちを声に出すことが大切です。「なぜ泣いてしまうのか?」というように、「なぜだろう?」と原因を振り返ってみることも重要です。相手の反応を気にしているかもしれませんし、「悪いことをしてしまった……」という思い込みに気づけるかもしれません。

これで解決！

「怒られて泣くようになったのはいつから？」と振り返る

〈モヤモヤ15〉（124ページ）でも解説しましたが、**自分の心理の背景だけでなく、相手の背景を振り返ることも大切**です。推測でいいので、「なぜ相手は怒ったのだろうか？」と振り返る中で、相手の真意に気づけることもあります。自分を思って怒ってくれた時もあれば、こちらのコミュニケーションの取り方が原因で怒っていたかもしれません。あるいは相手に心の余裕がなく、ついカッとなってしまったのかもしれません。

「怒られて泣くようになったのは、人生を振り返るといつ頃からだろうか？」

このように、過去の記憶を振り返ってみるのも効果的です。**怒られた時に泣きそ**

うになる状況は、今に始まったことではなく、過去からくり返している可能性もあります。

「変えられない過去」はいい気づきのチャンスにできる

仕事だけでなく、生まれた時から人間関係は存在します。親や先生、友達や恋人など、過去の人間関係において怒られて泣くようになったのかもしれません。

「実は子どもの頃から人の顔色をうかがい、怒られると泣いていたことに気づけました」

「小学校低学年頃に、親に怒られショックで泣いてしまったのを思い出しました」

もちろん過去を振り返っても、過去を変えることはできません。ただし、仕事の悩みに過去の記憶も影響している場合は、背景を振り返るだけでも気持ちを整理できます。

「もし当時に戻れるとしたら、本当はどうしたかったのか？」

過去の記憶を振り返った時は、このように問いかけてみてください。**「どうしたいのか？」の過去形が「どうしたかったのか？」**です。過去を変えることはできませんが、「本当はこうしたかった」と気づくことで、気持ちがスッキリすることは多いのです。心の奥底で抱えてきた感情を受け止められることもあります。

その上で最後は、**「これからどうしたいのか？」と問いかけ、未来へ意識を向けましょう**。自分を主語に問いかけることで、次に怒られる場面があっても、自分が取りたい行動を選択できるようになります。あるいはふだんの仕事から、自分の気持ちを大切に行動し、周囲とコミュニケーションを取れるようになっていきます。

たとえば、私が学生時代にアルバイトをしていた時に、社員の人から仕事のミスを指摘され怒られたことがありました。「何を考えていたのか?」と聞かれても答えられず、涙が流れたのです。ただし、ミスをした業務について、私は教えられた記憶がありませんでした。そのため何が悪いのか理解できなかったのです。

「もし当時に戻れるなら、何が悪かったのかを確認したかった。教えられた記憶がないことを伝え、冷静にコミュニケーションを取りたかった」

「今は環境が変わったけれど、怒られることがあっても、『私はこう思うのですが、どう思われるでしょうか?』と、自分の意見も伝えながら確認をしていきたい」

このように振り返ることで、しだいに怒られて泣くこともなくなりました。

Point

「もし、あの頃に戻れるなら」と考えてみるのも手

モヤモヤ
24

現在の職場に不満があります……

仕事内容、役職、待遇など、現在の職場に多少なりとも不満を抱えている人は多いですし、私の元にもよく相談が寄せられます。

「私たち人間の悩みのほとんどは、結局のところ対人関係によるものだ」とは、『嫌われる勇気』でも有名になった心理学者のアドラーの考えですが、**まさに仕事の悩みも根本的には人間関係の悩みにたどり着くことがよくあります。**

「どうして上司は自分のことを評価してくれないのか……」

「仕事を断れずに引き受けてキャパオーバーになっている……」

「後輩のほうが自分よりもていねいに仕事を教えてもらっていてズルい」

「待遇を改善してほしいと面談時に伝えるのが怖い」
「苦手な同僚との関係に悩んでいる」

「なぜ不満なのだろう？」と自分の気持ちを深掘りすると、最終的にはこのように人間関係に行き着くことは多いのです。

不満を抱えたまま働くのは苦しいですし、ストレスも蓄積します。一時的なガス抜きで気分転換はできても、不満の原因が解決したわけではないので、慢性的な不満に悩まされてしまうのです。

「いやでも、不満は我慢すればいいから……」という答えを聞くこともありますが、本心ではそう思っていないことが多いでしょう。**「我慢をしたいですか？」と私が聞くと、「我慢したいわけではありません」と答える方ばかりです。**

何とか折り合いをつけようと思っても、心は限界を迎えていることもあるのです。

その「不満」の奥に隠れているのは？

「何が不満なのか、まずは不満の内容を声に出してみましょう」

私が相談に来られる方に、最初にお伝えする言葉です。

漠然と、何となく不満をつのらせている人も意外といるので、〈モヤモヤ6〉（52ページ）でも取り上げた「何が不満なのだろう？」を使って自分の気持ちを掘り下げることで、不満の正体が明らかになります。

たとえば、待遇に不満を持っていたとしても、掘り下げてみると、「待遇を改善してほしいと上司に伝えづらい」という人間関係の悩みが隠れていることもあるのです。

「自分はこんなことを不満に思っていたのか！」

「声に出す中で不満の理由が整理できました！」

こうした報告はよく寄せられますが、職場に対する不満も、まずは自分で声に出してみることが大切なのです。そして声に出した後は、「どうしたいのか？」と自分を主語に問いかけていきましょう。

そして**現在の仕事の満足度について、ちょっと面白いチェックテストをしてみましょう。**今から紹介する3ステップの「チェックテスト」を実際にやってみることで、自分が感じている不満の度合いがどれくらいのものかを知ることができます。

これで解決！

3ステップの「チェックテスト」で仕事のモヤモヤが具体的に

最初の〈ステップ1〉は、理想の職場の条件を書き出すことです。「どんな職場で働きたいか？」と自分自身に問いかけてみてください。リストアップする数に制限はありません。仕事内容、役職、待遇、人間関係など、思い浮かんだ条件をリストアップしましょう。どんな些細なことでもOKですし、「こんなの関係ないのでは……」と思うようなことでも書き出してください（具体例を次のページに挙げましたので参考にしてください）。

そして〈ステップ2〉は、「特に大事な条件をピックアップすること」。〈ステップ1〉で書き出した条件の中で、「これは外せない」「優先順位が高い」といった、特に大事な条件を選んでください。そして、選んだ条件に対して、☆のマークを頭につけてください。ちなみに特に大事な条件も、いくつ選んでも大丈夫です。

そして〈ステップ3〉が、「現時点ですでに実現している条件に○をつけること」。〈ステップ1〉で書き出した条件の中で、すでに満たしているものに○をつけてください。

実際に3ステップを書き出した具体例は次のとおりです。参考にしてみてください。

☆○・**仕事の人間関係の悩みをプライベートにまで引きずらずにすごせる**
☆○・**自宅からの通勤時間が45分以内**
☆○・**上司から理不尽に考えを押しつけられることがない**
☆・食事や飲み会など、断りたい誘いを断ることができる
☆・特定の相手に苦手意識を持ち続けず関われる
・ランチをする場所に困らない
・会議など集団でいる時に、自分の意見をためらわずに伝えられる
・年功序列ではなく実績に応じて昇級や昇進がなされる

テスト結果の見方

ここで大事なのが、☆と○が重複している項目です。特に大事な条件の中で、現時点で満たしている条件の数（☆と○が両方ついている数）を数えてください。先

ほどの具体例だと、☆と◯が両方ついているのは3個（太字の項目）となります。

「☆と◯が両方ついている個数÷☆のついている数」

これが現在の仕事の満足度を導き出す公式です。たとえば先ほどの例だと、「☆と◯が両方ついている個数（3個）÷☆のついている数（5個）」なので、現在の仕事の満足度は60％といっていいでしょう。見方を変えれば40％は不満を抱いていると考えられます。

この3ステップのワークを行なうことで、**「意外と現在の職場に満足していた！」と気づく場合もあります。**

また**具体的に何に満足していて、何に不満を抱いているのかが、項目や数値で明確になる**ので、「モヤモヤが晴れた！」という感想もよく聞きます。

ぜひ3ステップに当てはめて、仕事の不満の背景を振り返ってみてください。

Point

理想と現実がハッキリすると解決策も見えてくる

モヤモヤ25

転職しても人間関係に悩み続けています……

「苦手な上司がいたり、頑張っても周囲から評価されていないと感じたりと、職場での人間関係に何年も悩んでいました。環境を変えれば悩みも解決すると考え、思い切って転職をしたのですが、転職先でも苦手な上司が現われたり、思ったほど評価されなかったりと、壁に直面してしまいました。こんなはずじゃなかった……と思いつつ、再び転職するのは早すぎるのではとモヤモヤします……」

転職すれば状況が好転すると思ったのに、再び元の状態に戻ってしまうのはつらいですよね。再び転職しようにも、短期間の転職で待遇が悪化してしまうのが不安だったり、また同じ壁に直面したら……とモヤモヤしてしまうかもしれません。

ちなみにこの現象は転職だけでなく、会社内で異動をしても以前の部署と同様の悩みに直面してしまうケースがあります。環境を変えても似たような悩みを抱くのは苦しいでしょう。

たとえ「人間関係をリセット」しても……

「転職して環境を変えるのは、『心の便秘』が一時的に解消するのと構造的には同じですよ」

私がよくお伝えする言葉です。「心の便秘」についてはこれまで何度か取り上げましたが、便秘が解消してもマイナスからゼロに戻るだけで、便秘の原因に対処できなければ再び便秘になってしまうのです。

転職をすれば、仕事内容や人間関係は一度リセットされます。悩んでいるマイナスの状態から、ゼロに戻ることができるのです。

ですが**一時的にゼロに戻れても、悩みの原因に対処していなければ、転職先でも**

再びマイナスに落ちてしまうのです。

「転職前から高圧的な上司に苦手意識があったけれど、転職先にも高圧的な上司がいて困っている……」

「転職前は人目を気にしがちだったが、転職後も人目を気にするようになった」

「転職先でも以前のように、部下のマネジメントで壁に直面している……」

環境を変えることでモヤモヤが晴れ、現状が好転したならば喜ばしいことですが、もしそうでないなら、声に出しながら背景を振り返ってみることが大切です。

これで解決!

環境だけでなく、自分の原因も振り返ってみる

転職しても人間関係の悩みに直面している場合は、先ほど〈モヤモヤ24〉（189ペ

ージ）で紹介した3ステップの「チェックテスト」に取り組んでいただきます。まずは仕事の現状を振り返り、具体的に何に悩んでいるのかを明らかにします。

その上で、不満を抱いている箇所に対して、原因を深掘りしていきます。たとえば、転職前後で苦手意識を抱く相手の特徴が似ているかもしれません。あるいは、会議や商談など、特定の場面で相手の反応を気にしてしまうことに気づけるかもしれません。

関わる相手や会社を変えてモヤモヤが晴れた場合はOKですが、もしそうでない場合は、自分自身の原因を振り返ってみることが、モヤモヤを晴らす近道です。

人のせいでも、自分のせいでもなく

「上司が悪いのでは……」「職場に原因があるのでは……」と思い、環境を変えて現状が好転したならいいのですが、そうでない場合は、「もし自分にも原因があるとしたら何だろう?」と振り返ってみてください。

「指摘されるのを怖がって報告を後回しにしていたので、いざ報告した時に高圧的に言われるようになったのかもしれない……」
「相手に嫌われたり評価が下がることを、過度に心配していた部分はあるな……」
「部下の前では当たりさわりない、いい人を演じていたので、最初はよくてもしだいに部下が心を開いてくれなくなったのではないか……」

頭の中だけで考えるのではなく、実際に声に出しながら自分の原因を振り返ることで、早く気持ちの整理が進みます。

「転職後も同じ悩みをくり返している理由がわからない！」という場合は、自分自身と相手や職場それぞれの原因を振り返ることで、背景が理解できるのです。

そして最後は、自分を主語にして問いかけます。「どうしたいのか？」と問いかけ、今から職場で一つずつ行動へ移すことです。相手だけでなく自分にも原因があると思えれば、自分自身の行動が変わり出し、悩みも解決へと向かいます。

「苦手だと思っていた上司とストレスなく関われるようになりました！」

「部下とのコミュニケーションが円滑に進むようになりました！」

「必要以上にまわりを気にせず働けるようになりました！」


こうした感想はよく聞きますし、自分が変わって悩みが解決すれば最高ですよね。

もしそれでも悩みが解決しない場合は、次の段階として転職も含めた環境の変化を検討する必要もあるでしょう。

Point

転職が頭によぎった時に損をしない「気持ちの整理」

Column 4

どうしても声に出せない時は、「ぬいぐるみ」が役立ちます

コラム③（149ページ）にも関連しますが、自分で自分の気持ちを声に出そうと思っても、なかなか言葉が出てこない時もあるでしょう。ちょっと唐突ですが、そんな時は、ぬいぐるみに触れるのも効果的な方法の一つです。

「突然ぬいぐるみの話が出てきましたが、いったいどういうことですか？」と思われたかもしれませんが、臨床心理学の分野では、私たちが赤ちゃんの時に、不安を軽減したり母親のような愛着を感じる対象として、ぬいぐるみ（またはブランケットや毛布やタオルなど）に興味を示すようになるといわれています。これを「移行対象」と呼ぶのですが、**私たち人間はぬいぐるみの前では無意識のうちに安心感を抱き、本来の自分をさらけ出してしまうのです。**

そして私自身が相談に来られる方と関わる中で、この現象は幼い子どもだけでな

く大人にも見られることに気づきました。
つまり、私たちはぬいぐるみの前では安心して、自分の気持ちが出てきやすいのです。ふだんは誰にも話せないことや、心の奥にため込んだモヤモヤした気持ちをぬいぐるみに向かって口にしたことはありませんか。声に出すための潤滑油として、ぬいぐるみが機能することもあるのです。

とはいえ、ぬいぐるみへ必ずしも何かを話しかけないといけないことはありません。**心の中で話しかけたり、見つめたり、一緒に寝たりと、触れる時間を作ることで、しだいに自分の気持ちが口から出やすくなります。**

別にぬいぐるみを好きになる必要はありません。心理学的な背景を踏まえれば、声に出しながらモヤモヤを解決するために、必要に応じてぬいぐるみを活用してみるのも役立つということです。ぬいぐるみの大きさや種類は問いません。どうしても声に出せないという壁に直面した時は、ぬいぐるみがモヤモヤを晴らすカギになることもあります。

5章

二度と「モヤモヤ体質」にならないために

～「これからどうしたい？」と自分に話しかけるだけでいい～

モヤモヤ
26 「やりたいこと」が漠然としていて行動に移せません……

「伊庭さんの言う通り、声に出しながら自分の気持ちを整理することはでき始めています。ですが、『どうしたい？』と自分がしたいことを問いかけても、なかなか行動に移せません。仕事やプライベートでやりたいことは出てくるものの、どこか漠然としているような気がします……」

やりたいことが浮かぶものの、実際に行動に移せなければ、なかなか現状は変わりません。「何年も前からやりたいと思っているのに全然進んでいない気がする」といった悩みもよく届きますし、つらい状況だと思います。

これまで数多くの方の相談に乗ってきましたが、やりたいことを行動に移せないのには共通点があります。**やりたいことが漠然としている**のです。

「自分らしく人生を送りたい」
「生き生きと仕事がしたい」
「幸せなパートナーシップが築きたい」

たとえばこれらは、やりたいことが漠然とした状態です。**やりたいことが抽象的なので、具体的に何が実現したいのか自分でもわかっていない**ことも多いのです。

カフェで注文する状況をイメージしてみてください。「ご注文はお決まりですか？」と聞かれて、「何か飲み物がほしいです」と注文しているようなものです。コーヒーなのか紅茶なのかジュースなのかもわからないですし、ホットかアイスかもわかりません。これでは店員さんも困惑してしまいますし、自分でも何が飲みたいのかわかっていない状態です。

「自分らしく人生を送りたいと長年思っています。でもいったい何をすれば自分らしく生きられるのかがわからないまま、具体的な行動に移せません……気づけば毎年のように同じ目標を立てながら、時間だけがすぎている気がします」

「曖昧なゴール」を目指そうとしていませんか？

こうした相談はよく寄せられますが、**やりたいことが漠然としたままだと、そもそも目指しているゴールが曖昧《あいまい》**なのです。先ほどの例だと、「自分らしく人生を送るって、具体的にはどのような状態なのだろうか？」と悩み、行動に移せないまま立ち止まってしまいます。

ゲームでたとえるならば、主人公が「最強の戦士になるぞ！」と最初の街で声高く宣言している状態です。一時的には前向きになれたり、まわりから応援してもらえることがあっても、「最強の戦士になるって、具体的にはどうすればいいのか？」と迷い、気づけば最初の街を出発できず年齢だけを重ねてしまいます。やりたいことが漠然としていると、いつまでも具体的な行動へ移せない可能性があるのです。

これで解決！

カフェで注文するイメージで、やりたいことが具体的に

「やりたいことが漠然としていると感じたら、カフェで注文するのをイメージしながら、やりたいことを具体的にしましょう！」

私がよくお伝えする言葉です。先ほど例にあげたように、「ご注文はお決まりですか？」と聞かれて、カフェの店員さんが一発で理解できるイメージで、やりたいことを具体的にしましょう。たとえば、「アイスコーヒーのSサイズをお願いします。砂糖とミルクはいりません」と伝えれば、店員さんも一発で理解できるでしょ

う。

「そうは言っても、やりたいことを具体化する方法がわからないです……」

と思われたかもしれません。漠然としたやりたいことを具体化するためには、次の問いかけをしてみてください。


「それを実現するために、具体的にはどうしたいのか？」


たとえば「自分らしく人生を送りたい」と思っているならば、

「自分らしく人生を送るために、具体的にどうしたいのか？」

と声に出しながら問いかけてください。

「相手の意見に振り回されず、主張したい場面では自己主張をしたい」

「3年以内に同じ職種でキャリアアップの転職をするか、今の会社で昇進したい」

というように、当初よりもやりたいことが具体化するのです。

問いかけを続けるとだんだんハッキリしてくる

もしこの問いかけをしても具体的にできなければ、**「それって具体的にはどんな状態なのか？」**と問いかけてみてください。

たとえば「自分らしく人生を送りたい」のであれば、

「自分らしく人生を送るって、具体的にはどんな状態なのか？」

と声に出しながら問いかけてください。

「断りたい場面では断れる自分になっていること」

「周囲の顔色をうかがわずに、言いたいことが言えるようになること」

など、当初よりもやりたいことが具体化するのです。

もしそれでも、「具体的なやりたいことが思い浮かばない……」と思った時は、〈モヤモヤ3〉（31ページ）で取り上げたように、**「わかるとしたら、具体的にはどうしたいのだろう？」**と問いかけましょう。やりたいことが漠然としている時ほど、具体化するのに慣れておらず、すぐに具体的な事柄が出てこないこともあります。ですがこれは慣れですので、しだいにやりたいことが具体的になります。

「それを実現するために、具体的にはどうしたいのか？」

「それって具体的にはどんな状態なのか？」

と問いかけることで、漠然としたやりたいことは具体化します。そして出てきた答えに対してさらに、「それを実現するために、具体的にはどうしたいのか？」と問いかければ、いっそうやりたいことが具体化して、すぐに行動へと移せるようにもなります。

くり返しになりますが、カフェで注文するイメージを持ちましょう。「ご注文はお決まりですか？」と聞かれて、店員さんが一発で理解できることを意識して、自分のやりたいことを具体化していきましょう。

Point

行動できないのは、具体的になっていなかっただけ

モヤモヤ 27
子どもの頃から親の顔色をうかがっていました……

相談に来た方のお話を聞いていると、幼少期の記憶が出てくることもあります。また、子ども時代の親との記憶に悩み、大人になった今も引きずっているケースもあります。

「親にダメ出しばかりされていた……」
「勉強やスポーツを頑張っても、親がほめてくれなかった……」
「親がイライラやモヤモヤした気持ちを定期的にぶつけてきた……」

たとえば、過去にこうした状況があれば、子どもの頃、萎縮してしまったり、親の顔色をうかがったりした経験があることでしょう。

そして子どもの頃に親と関わる中で受けたネガティブな経験は、大人になっても影響を与えます。たとえ親元から自立して暮らしたり、結婚して家庭を持ったとしても、幼少期の親との記憶に悩まされることがあるのです。

「いったい、なぜ親との記憶が大人になっても影響を与えるのか？」と質問を受けることがありますが、**私たちにとって人間関係のスタート地点は親**です。生まれた時に最初に関わるのが親なのです。そのため、親との関係の中で受けた影響は、友達、同僚、恋人など、成長する中で出会うさまざまな人との関係にも影響を及ぼすのです。

たとえば、親が勉強や部活、進路選択など、やたらとダメ出しをして来た場合、大人になってから自分の意思で決断するのに自信が持てなくなることがあります。あるいは親にほめられたことがないと感じているならば、周囲にほめられるために振る舞ってしまうこともあります。

このように、**もし親との関わりでネガティブな記憶がある場合、それが現在のモヤモヤにもつながっている可能性がある**のです。

心に閉じ込めていた思い——今からでも手放せます

「子どもの頃のネガティブな記憶の影響を、今から変えることはできないのか？」と悩む人もいますが、決してそんなことはありません。子どもの頃に受けたネガティブな影響は、今この瞬間から手放すことができます。冷静に考えてみると、そもそも生まれた時から自信がない人はいません。つまり、**生まれた時から親のネガティブな影響によって自信がなくなる人はいないのです。**「今は親がケンカをしているから、泣くのをやめておこう」なんて、赤ちゃんの頃の私たちは考えないからです。

過去の親との記憶を思い出した時も、自分で声に出しながら受け止めていきましょう。特に過去の記憶ほど、声に出さず心の奥底に閉じ込めてしまう人はいます。「親の顔色をうかがっていたな……」「あの時されたことはイヤだったな……」「親から言われたことに傷ついていたな……」など、浮かんだことは自分で声に出して受け止めていきましょう。

子どもの頃の記憶に今も悩まされているならば、**まずはその気持ちを自分で声に出すことが現状を変えるための第一歩です。**

これで解決！

「その時、本当はどうしたかったのか？」と問いかけてみる

「もし、当時に戻れるなら、本当はどうしたかったのか？　と問いかけてください」

過去の親との記憶に悩まされているのであれば、自分の気持ちを声に出した上で、

「本当はどうしたかったのか？」

と問いかけることが効果的です。

「どうしたいのか？」の過去形が「どうしたかったのか？」です。「どうしたかったのか？」と問いかけることで、自分の本心に気づくことができます。

「本当は言いたいことが言いたかった」

「親に反対されても進路の希望を貫きたかった」

「ダメ出しされるのはイヤだと伝えたかった」

どんな気持ちが出てきてもかまいません。自分がこうしたかったという気持ちを一つずつ、声に出して受け止めていきましょう。その際、「親にもっとほめてもらいたかった」というように、相手にしてほしかった気持ちが出てくることもあります。こうした気持ちが出て来た時は声に出して受け止めつつ、改めて「自分がしたかったこと」を問いかけ直してみてください。

「でも、過去を変えることはできないのでは？」と思われたかもしれませんが、私たちは過去の出来事ではなく、そこで抱いた感情を今も引きずっています。たとえば、親にダメ出しをされた出来事ではなく、ダメ出しをされて悲しかった気持ちや、親に対する怒りの感情を、大人になった今も引きずっているのです。

そのため、過去の出来事を見ないようにしたり、無理してポジティブにとらえようとしても、「でも悲しかった……」というように過去の感情を思い出し続けてしまいます。

「本当はどうしたかったのか？」とは、過去の感情に気づいて手放すための問いかけです。「心の便秘」を解消するように、親との記憶において引きずっている感情を、声に出しながら手放せるようになるのです。

「本当はこうしたかった気持ちを、親に伝えなければいけないのか？」という質問もよく届きますが、必ずしも親に伝える必要はありません。**親に伝えなくても、自分で声に出しながら振り返ることで、親との記憶に悩まされる状況は抜け出せます。**

思い出すのがつらい時に

もちろん、一度でスッキリしない場合は、思い出すたびに声に出し、「本当はどうしたかったのか？」と問いかけましょう。それだけ心の奥底にため込んできたので、くり返し声に出すことでしだいに過去のモヤモヤを手放せるようになります。

もし、思い出すのもつらくて、声に出せないと感じる時は、〈コラム③〉（149ページ）と〈コラム④〉（199ページ）で解説した、「あ～」と声に出すことか、ぬいぐるみに触れることのうち、やりやすいほうを試してみてください。少しずつ、気持ちがいやされ、ラクになっていきます。そして、現在の悩みの解決にもつながっていくのです。

Point

昔のモヤモヤが今の悩みの解決につながる

モヤモヤ
28 過去の失敗をいつまでも引きずっています……

「昨日の仕事のミスを今日も引きずっています……」
「過去の恋愛の失敗を今も引きずって、時おり思い出してしまいます……」
「高校時代の部活の失敗経験に、大人になった今でも苦しめられています……」

このように、過去の失敗を引きずっているのはつらいです。自然とネガティブ思考が強まってしまいますし、「どうせ自分にはできない」と思い込み、やりたいことに挑戦するのも怖がってしまいます。

昨日のことであれ、数年前のことであれ、子ども時代のことであれ、過去にうまくいかなかった記憶を引きずっていてもいいことはないのです。

そして、**過去の失敗を引きずるほど、新たな失敗を引き起こす可能性も高まります。**たとえば、仕事で昨日のミスを引きずっていれば、ネガティブな気持ちで働くことになるでしょう。判断に迷ったり、昨日と同じミスをくり返してしまったりと、負のループに陥ってしまいやすいのです。「あの時にもっとこうしておけばよかったな……」と後悔の気持ちを抱くことも増えますし、後ろ向きな日々をすごしてしまうでしょう。

「過去は過去、大丈夫だから前を向こう！」
「きっと次はうまくいくさ！」

このようにまわりから励まされたり、自分で自分に言い聞かせれば、一時的にはポジティブな気持ちになれるでしょう。ですが、〈モヤモヤ27〉（213ページ）でもお伝えした通り、私たちは過去の出来事ではなく、そこで抱いた「感情」を引きずっています。**失敗した時の気持ちを引きずっている状態なので、無理をして前を向こ**

うとするのは、アクセルとブレーキを同時に踏んでいるようなものなのです。

そんなに無理に前を向かなくてもいい

「過去の失敗を引きずっている時ほど、自分の気持ちを声に出していません」

相談に来られる方に、私がよくお伝えする言葉です。自分の気持ちを声に出さず頭の中だけで、過去の失敗に折り合いをつけようとしているのです。

頭の中で考えるほどネガティブ思考は強まりますし、過去の失敗を思い出して心苦しくなることもあります。自分の気持ちがよくわからなくなったり、まわりにどう思われるかを気にしてしまうかもしれません。

「あ～、失敗しちゃったな……」

「何が悪かったんだろう……」

「失敗した自分自身が情けないな……」

このように、過去の失敗した出来事について、自分の気持ちをそのまま声に出しましょう。頭の中に浮かんだ言葉は何でも、声に出して大丈夫です。

これで解決！ 「これからどうしたいのか？」と問いかけてみる

そして過去の失敗について、自分の気持ちを声に出した後は、

「もし当時に戻れるなら、本当はどうしたかったのか？」

と問いかけましょう。これは〈モヤモヤ27〉（212ページ）でもお話をしましたが、過去の親との記憶だけでなく、過去の失敗を引きずっている時にも効果的です。

確かに過去の出来事は変えられませんが、過去から引きずっている感情に気づき、手放す上で、「本当はどうしたかったのか？」という問いかけは大切です。

ここでよく間違えてしまうのが、語尾が「～したかった」になっていないケースです。「本当はどうしたかったのか?」と自分を主語にして問いかけたのに、出てきた答えの語尾が「～したかった」になっていないことがあるのです。

「もっと事前に調べておくべきだった」
「自分の立場を考えて振る舞わなければいけなかった」
「意見を言わないほうがよかった」

たとえば、**これらは、「～したかった」ではなく、「～するべきだった」「～しなければいけなかった」「～したほうがよかった」になっています。**「するべき」や「しなければいけない」という言葉は、立場や義務感を気にしてしまうので、自分の本心とは別の思いが出てしまい、スッキリしないことがあります。一時的には頑張れても、心の中では自分を追い込み、無理をしてしまうことがあるのです。

また、「したほうがいい」で行動するほど、「やっぱりこうしたほうがよかったかな」というように、自分の決断に自信が持てなくなります。まわりの意見に流されてしまったり、自分の気持ちがわからなくなることがあるのです。

もし、これらの言葉が語尾に出てきたら、

「本当はどうしたかったのか？」

と改めて問いかけましょう。

先のことに自然に目が向く簡単チェック

ここまで過去の感情を受け止めたので、次は未来へ意識を向けましょう。「これからどうしたいのか？」と問いかけてみてください。

「これからは我慢せず、まず自分の言いたいことを伝えたい」

「これからはまわりの意見にまどわされずに行動したい」

「このプロジェクトについては、今後は事前に上司に確認しながら進めたい」

このように、「これからどうしたいのか？」と問いかけることで、具体的な行動へ移しやすくなります。しかも、過去の失敗の記憶を声に出して消化できているので、心のブレーキを離し、アクセルだけを踏み始めることができるようになります。

① **過去の失敗している気持ちを自分で声に出す**
② **「もし当時に戻れるとしたら、本当はどうしたかったのか？」と問いかける**
③ **「これからどうしたいのか？」と問いかける**

過去の失敗を思い出した時は、この三つの順番で向き合ってみてください。

Point

「〇〇したかった」「これからは〇〇したい」を声に出す

モヤモヤ29

ポジティブ思考を続けるのが苦しいです……

「ポジティブ思考がいいとどこかで聞いて、常に前向きに考えるようにしています。モヤモヤしたり、イヤなことがあっても、『これはいい教訓になる』『自分ならできるから頑張ろう』『明るく楽しいことを考えよう』と言い聞かせてきました。確かに一瞬、元気になるものの、しだいにポジティブ思考を続けることに疲れてしまいました。加えて同じ悩みをくり返している気がして、もう限界です……」

仕事でもプライベートでも、ポジティブ思考を続けて悩みを深めている人は意外と多くいます。私は決してポジティブ思考を否定しませんが、**もし、ポジティブ思考をしているのに苦しんでいるのであれば、落とし穴にハマっている可能性があり**

ます。

ポジティブ思考をすれば、一時的に元気が出たり、前向きな気持ちになれます。ですが、**悩みが解決しているわけではない**のです。たとえば、まわりに気を使い続けていることにモヤモヤしている状況で、「大丈夫、前向きに考えよう！」とポジティブに考えても、あくまで目先の視点を変えているだけなのです。

もし、ポジティブ思考を続けても悩みが解決せず苦しんでいるのであれば、ポジティブ思考が62ページでお話ししたような一時的な「栄養ドリンク」になっているかもしれません。栄養ドリンクを飲んで元気になっても、栄養ドリンクを飲まないといけない原因に対処できていないので、再び同じ悩みに直面してしまうのです。

考える前に何を感じましたか？

そもそも私たち人間は、感情の生き物です。思考力は成長する中で発達するものなので、まず感情を感じ、次に頭で思考するのが正しい順番なのです。
ポジティブ思考とは、自分の感情にフタをして、思考だけでとらえ方を変えようとする一面があります。それで幸せな毎日が送れているならいいのですが、そうでなければポジティブ思考をする前に、自分の素直な感情を感じてみることが必要なのです。

「仕事でポジティブ思考を続けてもミスをくり返し、同僚の信頼をなくしている」
「環境を変えて前向きになれると思ったが、気づけば同じ壁に直面してしまった」
「どれだけ前向きに考えても、恋愛がうまくいかず状況が悪化している」

相談に来られた方から、「ポジティブ思考を続けて前向きに人生を送ろうと思っています」という話を聞くことがあります。しかし、話を深めるほど、「実は人間関係がうまくいかず、つらいです」「ポジティブ思考に心も体も追いつきません」といった、心の奥底に隠れていた本音が出てくることもあるのです。

これで解決！

フタをしている「ネガティブな感情」も声に出してみる

ポジティブ思考を続けて悩む人ほど、ネガティブな感情を見ないようにしています。声に出さず、心の奥底に閉じ込めているのです。

私たちが生きている限り、ポジティブ／ネガティブに関係なく、どんな感情も抱きます。

「心の便秘」のお話はこれまで何度もしましたが、ポジティブ思考ばかりを続けると特定のネガティブな感情が便秘状態になってしまいます。そのため、自分が感じないようにしているネガティブな感情を声に出すことが、苦しい現状を抜け出すカギなのです。

「ネガティブな感情を声に出したら現実になりそうで怖いです……」

こうした質問も届くのですが、**声に出したかどうかに関係なく、ネガティブな感**

情を抱き続けていれば、それが現実になる可能性があります。現にポジティブ思考を続けているのに悩みが解決していないのは、ネガティブな感情が現実化した状態だといえます。

自分の気持ちを「見ないフリ」しなくていい

そもそも私は、感情に本来ポジティブ／ネガティブはないと考えています。「この感情はよい／悪いものだ」と判断しているだけであり、どんな感情もニュートラルで中立なものです。たとえば、悲しい気持ちを伝えたことで信頼が深まることもありますし、うれしい気持ちを伝えたら逆ギレされることもあるでしょう。

ポジティブ／ネガティブに関係なく、特定の感情ばかりを感じていれば、物事はうまく進みません。**大事なのはバランスであり、どちらの感情も、まずは自分で声に出してみること**が重要です。

「もし、心の奥でフタをしている感情があるとしたら何だろう？」
「本当は何を感じているのだろう？」

このように自分自身に問いかけながら、無理してポジティブに考えず、素直な気持ちを受け止めていきます。どんな言葉が出てきてもOKですので、まずは声に出してみましょう。

「なぜつらいのだろう？」「何が苦しいのか？」など、〈モヤモヤ6〉（52ページ）で紹介した「なぜ？」「何が？」を使って自分の気持ちを深掘りするほど、「心の使秘」の解消が早く進みます。

その上で最後は、「どうしたいのか？」と自分を主語にして問いかけます。この時点で無理してポジティブ思考をしておらず、ため込んできた感情に向き合えているので、今までとは違った結論が出てくることもよくあります。

Point

「そうか、これが自分の本当の気持ちだった！」がわかる

モヤモヤ
30
「めんどくさい」「後でやろう」と思い、行動へ移せません……

「声に出そうと思っても、『めんどくさい』と思ってしまいます……」
「後でやろう……と思い、気づけば1日が終わってしまうことが多いです」

ここまでモヤモヤをスッキリするための方法をお話ししてきました。相談に来られる方にも、声に出すことや「どうしたいのか？」を問いかける大切さをお伝えし、「さぁ、早速やってみましょう！」と背中を押すのですが、やる気があっても実際に行動へ移す段階で、「めんどくさい」や「後でやろう」という気持ちに流されてしまう人もいるのです。

「自分にはモヤモヤを晴らすことができないのか……」と落ち込むことがあるかもしれませんが、決してそんなことはありません。詳細はのちほど解説しますが、**誰しも現状を変える上で、「めんどくさい」や「後でやろう」という言葉が浮かぶことはある**のです。

実際、過去の私はいざ行動に移そうと思っても、一向に行動へ移せなかったことがありました。学生時代、卒業論文を添削してもらうために教授の部屋を訪れる必要がありました。論文の進め方で質問したいこともありましたが、「教授の部屋へ行こう！」と思いながら何日も行動に移せなかったのです。「よし！　今日こそは行くぞ！」と思いながら、「でも面倒だな……」「明日でいいかな……」と先延ばしにしていたのです。

「あれ？　3日前から思っているのに行動へ移せていないぞ？」と気づき、この後でお話しするポイントを意識したことで、何とか教授の部屋を訪問することができたのです。

「最初の一歩」が大変なのはみんな同じ

自転車に乗る時のことを思い出していただきたいのですが、こぎ始める瞬間に一番力を使います。思い切ってペダルを踏み込む時には、特に力が必要ですよね。これと同様に、モヤモヤを手放す上でも、いざ行動を始める段階が、一番エネルギーを使うのです。だからこそ、「めんどくさい」や「後でやろう」といった言葉も浮かびやすくなります。

ですが、**最初の一歩を踏み出すことができれば、後はスイスイ自転車をこぎ進めることができるのと同じように、モヤモヤもスッキリ解決する流れに乗れる**のです。

モヤモヤを手放すための具体的な方法については、これまでお話ししてきました。その上で、「なかなか行動へ移せない……」と思い、あきらめてしまう人をできる限り減らしたいのが、私の思いです。

そこで最後に、モヤモヤの解決に向けて、本書の内容を実践する上で役立つ、「あるポイント」をお届けしたいと思います。

これで解決！

モヤモヤ解決には「朝」が大切

ここで大事なのは、**朝に何か一つでいいので実践してみること**です。私たち人間にとって、朝は一番フレッシュな時間帯です。睡眠も取り、心身ともに回復しているので、夜よりも疲れやストレスを感じていないことが多いのです。

見方を変えれば、私たち人間は1日が経過するほど、疲れやストレスを感じやすくなります。活動するほどに心身ともに疲労は蓄積しますよね。

「仕事が終わったらやろう……」

「家事育児が落ち着いてから取り組もう……」

こうしたお話を聞くこともありますが、たいていの場合、やることを夜に後回しにしてしまいます。「めんどくさい」や「後でやろう」といった気持ちも、夜になるほど浮かびやすいのです。ですが、夜になれば疲れやストレスもたまっており、ネガティブな気持ちも浮かびやすくなります。「明日でいいかな……」と行動を先延ばしにしたり、できない理由ばかり考えてしまいがちになるのです。

先ほど私の学生時代のエピソードを紹介しましたが、3日経っても行動へ移せなかった教授の部屋の訪問は、4日目の午前中に実行できました。それまではお昼すぎや夕方にやろうとしていたので、そもそも疲れて気力がなくなっていました。思い切って朝方にやってみたところ、今までの自分がウソのようにスイスイと行動へ移せました。

「職場でモヤモヤしている気持ちを声に出してみよう」

「今日はどんな1日にしたいかを自分に問いかけてみよう」

ほんの少しでもかまいませんので、遅くとも午前中に行動に移すことを意識すれば、モヤモヤが解決する流れが加速します。

1日の始めの大メリット

「でも、朝からネガティブな言葉を口に出すのは気が進みません」と思われたかもしれません。「あー、上司がイヤだな」「もう仕事に行きたくない」といった気持ちを声に出すと、ネガティブな状態が現実化すると思われているかもしれません。

ですが〈モヤモヤ29〉（226ページ）でお話しした通り、声に出したかどうかに関係なく、ネガティブな気持ちを抱き続けていれば、それが現実になる可能性があります。現に、声に出さなくても、ネガティブな気持ちは消えず、よけいにモヤモヤしてしまうでしょう。

また、1日で一番疲れが蓄積していない朝だからこそ、「どうしたいのか?」までスムーズに考えやすいのです。ネガティブな言葉も声に出して受け止め、「どうしたい?」と自分を主語に問いかけることで、モヤモヤがスッキリするまでの時間が短くなるのです。つまり、モヤモヤ解決においては、朝が特に重要です。ぜひ意識してみてください。

この本を手に取ったあなたが、心のモヤモヤを晴らしながら、本当に望む毎日を実現していかれることを、私も応援しています。

Point

早くスッキリできるチャンスを逃さない

おわりに――何が起きてもきっと大丈夫です！

自分の気持ちを抑えることや、周りを気にすることに慣れてしまっていると、自分のしたいことがわからなくなってしまうことがあります。

この本では、「自分の気持ちを声に出してみる」こと、そして、**「自分はどうしたい？」**と自分に問いかけることの効能をお伝えしてきました。

最初はすぐに「どうしたいのか」が出てこないかもしれません。

でも、くり返し問いかけていると、本当の答えが出てくるから不思議です。

どんな悩みに対しても、ネガティブな感情に困っていても、解決のための方法はとってもシンプル。

「私は〇〇がしたいんだ」——そういう自分の気持ちがはっきりしてきたら、それが叶うように物事に取り組んでいけばいいのです。

あせらなくて大丈夫。

できるところから一つでいいので実践を続けることで、心のモヤモヤが解決されていきます。

ここまで読み進めてくださり、本当にありがとうございました。

ちょっとした気づきを通して、新しい自分の世界が広がっていくことを願っています。

伊庭　和高

参考文献

・『スマホ脳』アンデシュ・ハンセン〈著〉久山葉子〈訳〉（新潮社）
・『アルフレッド・アドラー　人生に革命が起きる100の言葉』小倉広（ダイヤモンド社）
・『ウィニコットと移行対象の発達心理学』井原成男（福村出版）
・『ストレスフリー人間関係』伊庭和高（セルバ出版）

本書は、本文庫のために書き下ろされたものです。

「声《こえ》に出《だ》す」だけで
モヤモヤがすっきりする本《ほん》

著者　伊庭和高（いば・かずたか）
発行者　押鐘太陽
発行所　株式会社三笠書房
〒102-0072 東京都千代田区飯田橋3-3-1
電話　03-5226-5734（営業部）03-5226-5731（編集部）
https://www.mikasashobo.co.jp
印刷　誠宏印刷
製本　ナショナル製本

 ISBN978-4-8379-3065-5 C0130

王様文庫

王様文庫

いちいち気にしない心が手に入る本

内藤誼人

対人心理学のスペシャリストが教える「何があっても受け流せる」心理学。◎「マイナスの感情」をはびこらせない　◎〝胸を張る〟だけで、こんなに変わる　◎「自分だって捨てたもんじゃない」と思うコツ……etc.「心を変える」方法をマスターできる本！

週末朝活

池田千恵

「なんでもできる朝」って、こんなにおもしろい！　○「朝一番のカフェ」の最高活用法　○今まで感じたことがない「リフレッシュ」　○「できたらいいな」リスト……週末なら、時間も行動も、もっと自由に組み立てられる。心と体に「余白」が生まれる59の提案。

「運のいい人」は手放すのがうまい

大木ゆきの

こだわりを上手に手放してスパーンと開運していくコツを「宇宙におまかせナビゲーター」が伝授！　◎心がときめいた瞬間、宇宙から幸運が流れ込む　◎「思い切って動く」とエネルギーが好循環……心から楽しいことをするだけで、想像以上のミラクルがやってくる！

K30643